Root Q for Trauma
CD-ROM付き

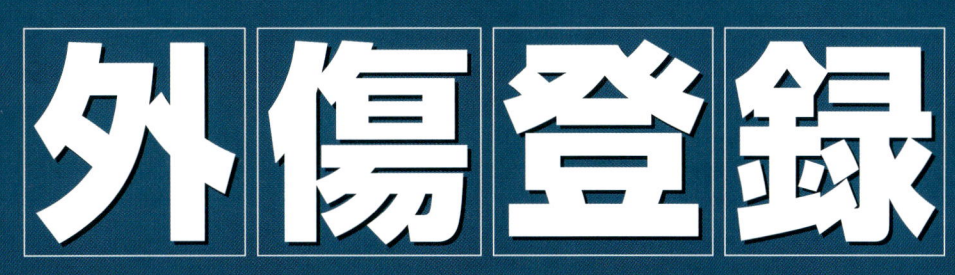

外傷登録

日本外傷データバンク──外傷診療の標準化と質向上のために

編集　一般社団法人 日本外傷学会トラウマレジストリー検討委員会

Trauma Registry

へるす出版

『外傷登録』の刊行にあたって

　1990年代後半，本学会や日本救急医学会の学術集会で，preventable trauma death（PTD）を回避して外傷診療の質を向上させようと活発な議論が始まった．具体的には診療の標準化でありもう一つは臨床疫学の把握であった．前者は「外傷初期診療ガイドラインJATEC™」の誕生となり，後者は日本外傷データバンク（Japan Trauma Data Bank：JTDB）の創設と外傷登録の開始である．いずれも画期的な事業であり，救急医療の分野のなかでも学術的な遅れが否めなかった外傷領域の診療・研究および教育のあり方を飛躍的に向上させた．JTDBへの登録数は年々増加し，2012年には全国約200施設から10万以上の症例が入力されている．2004年より始まったAnnual Reportも定着し，わが国における重度外傷の発生と診療の全貌が明らかになりつつある．

　私が代表理事になった2年前に，本事業の意義と成果を整理して，世に出してほしいと当時のトラウマレジストリー検討委員会委員長の齋藤大蔵先生に依頼した．すでに何度も委員会を重ね，定期的にデータ分析を行い，委員各位や研究者によって研究を論文にまとめるなど明確な足跡を残していたからである．この登録事業と臨床研究は救急医療分野では類まれな業績であり，ぜひ関係者に知っていただきたいという強い思いもあった．

　本書は外傷診療または臨床研究のエキスパートである委員自身によって企画，執筆していただいた．疾病登録の意義に始まりJTDBの事業と研究成果を収載し，さらに海外の外傷登録や他領域の疾病登録を紹介いただいた．

　この度，本書を上梓できたことは望外の喜びであり，編集および執筆していただいた委員各位に心から深謝する次第である．同時に，JTDBへ登録しているデータがあっての研究であり，改めて参加施設の入力事業への協力に心からお礼を申し上げる．本書を参考にして，JTDBを活用した臨床研究に弾みがつき，わが国の外傷診療の質向上に寄与することを心より期待する次第である．

平成25年9月吉日

一般社団法人日本外傷学会
代表理事　横田順一朗
（市立堺病院　副院長）

本書の利用法について

　わが国の外傷登録を代表する日本外傷データバンク（Japan Trauma Data Bank：JTDB）には2012年の段階で196施設から10万人を超える外傷患者が登録されている。多忙な外傷診療の合間にデータを入力すること自体が多大な労力を要する作業であり，データバンクは外傷医たちのたゆまぬ努力の結晶であるともいえる。そもそもJTDBの目的は，外傷診療の標準化と質の向上による転帰の改善であり，そのためには蓄積されたデータを活かした研究を行い，臨床の現場に還元する必要がある。

　本書は，この目的を実現するためJTDBにかかわってきた医師たちを中心として刊行された。本書の利用法は，読者の立場によって多岐にわたる。外傷登録に既に参画している，あるいはこれから参画しようとする施設の医師や診療情報管理士にとっては，外傷登録の意義や登録における具体的な問題点を知るために役立つ。また，データバンクを用いた疫学研究を行うものにとっては，この貴重なデータがどのように得られたのか，その限界は何であるのかを知ることにより，研究デザインを考え，研究成果をどのように解釈するのかに役立つ。本書では，JTDBにとどまらず，米国のNational Trauma Data Bankをはじめとする諸外国の外傷登録制度についても概観し，国際的な視野に立った理解を可能としている。JTDBのデータは個人情報を除外したうえで，毎年，日本外傷診療研究機構の会員である参加施設に提供されているので，それぞれの施設で独自の解析と研究が可能である。本書では，これまでに発表されたJTDBを用いた主要な研究を紹介し，これから新たに研究を始める研究者の道標としても有用であろう。

　開始から10年を経たJTDBは研究にとどまらず，厚生労働省による救命救急センターの充実段階評価に利用され，日本外傷学会の外傷専門医制度でも登録状況が参照されるなど，社会的な役割がますます増している。今後，登録項目の改訂などにより新しい世代への対応をひかえるなかで，本書の刊行は外傷登録の重要な一里塚となるだろう。多くの方に，本書を読んでいただき，明日の外傷診療と研究の足がかりとなることを祈念する。

　　　　　　　　　　　　　　　　　　　　一般社団法人日本外傷学会トラウマレジストリー検討委員会
　　　　　　　　　　　　　　　　　　　　　　　　　委員長　坂本　哲也
　　　　　　　　　　　　　　　　　　　　　　　　（帝京大学医学部　救急医学講座）

編　集：
一般社団法人日本外傷学会トラウマレジストリー検討委員会

執筆者：

青木　則明	School of Biomedical Informatics, University of Texas Health Science Center at Houston ヘルスサービスR＆Dセンター（CHORD-J）
荒木　恒敏	聖マリア病院
有賀　　徹	昭和大学
上野　正人	大阪府泉州救命救急センター
内田　靖之	帝京大学
大田　祥子	ヘルスサービスR＆Dセンター（CHORD-J）
織田　　順	東京医科大学
小野古志郎	日本自動車研究所
木村　昭夫	国立国際医療研究センター病院
齋藤　大蔵	防衛医科大学校
酒井　未知	ヘルスサービスR＆Dセンター（CHORD-J）
坂本　哲也	帝京大学
阪本雄一郎	佐賀大学
田中　啓司	昭和大学
田中幸太郎	関東労災病院
東平日出夫	The University of Western Australia
中原　慎二	神奈川県立保健福祉大学
藤田　　尚	帝京大学
増野　智彦	日本医科大学
三宅　康史	昭和大学
森村　尚登	横浜市立大学
横田順一朗	市立堺病院

（五十音順）

目次

第1章 疾病登録の意義 　1

1 臨床疫学研究の必要性 　2
1. 医療のIT化とEBM 　2
2. 介入研究と観察研究 　2
3. 本邦独自の診療情報データベース 　3
4. 患者登録制度と日本外傷データバンク 　3

2 外傷重症度評価と予測生存率算出の意義 　4
1. 外傷における重症度評価指標 　4
2. 防ぎえた外傷死と予測生存率 　5
3. 日本外傷データバンク 　5

3 診療の質向上とアウトカムの改善への効果 　8
1. 「医療・診療の質」の評価指標とPDSAサイクル 　8
2. 行動変容と情報 　8
3. 疾病登録による情報化：データの水平・垂直統合と情報の自動作成 　9
4. リサーチへの活用：データマイニングからデータクッキングへ 　10
5. データバンクを質向上とアウトカム改善に役立てるうえでの課題 　11

4 外傷以外の国内患者登録制度 　14
1. 他診療分野で行われているレジストリー制度の現状 　14
2. 日本外傷データバンクとの比較 　16

第2章 本邦の外傷登録 　19

1 本邦の外傷登録 　20
1. 本邦の外傷統計情報について 　20
2. 日本外傷データバンクの設立 　20
3. 日本外傷データバンクの現状 　21
4. 日本外傷データバンクにおける今後の展望 　22

2 日本外傷データバンクシステムの機能と将来構想 　24
1. データバンクの目的 　24
2. 現在の日本外傷データバンク（ver 2.0） 　24
　1）ウェブ版日本外傷データバンクの機能 　25
　（1）入力機能 　25
　（2）出力・管理・情報提供機能 　25
　（3）多言語対応機能 　25
　2）ROOT Q for Trauma の機能 　25
　（1）CSVあるいはXMLデータの取り込み機能 　25
　（2）ウェブ版日本外傷データバンクへのデータアップロードおよびデータダウンロード機能 　28
3. 日本外傷データバンクの将来構想 　28
　1）日本外傷データバンクにおけるデータ統合 　28
　2）日本外傷データバンクにおけるデータ処理・分析・レポート作成とフィードバック 　28

3 日本外傷データバンクの開発，運用，管理（JTCRとCHORD-Jの役割） 　29
1. 日本外傷データバンクの設計と開発 　29
2. 日本外傷データバンクの運用と管理 　29

4 AISコーディングコース 　31
1. 日本外傷データバンクとAISコーディングコース 　31
2. AISコーディングコース開催の目的と経緯 　31

3 AISコーディングコースの目標と概要 32
4 受講生の背景，結果 33
5 本邦における損傷重症度評価の課題 35
6 今後のAISコーディングコース開催に向けて 35
7 おわりに 35

5 外傷専門医制度と外傷登録 36

6 日本外傷データバンク年次報告について 38

1 日本外傷データバンクにおける年次報告の公表 38
2 日本外傷データバンク年次報告内容について 38

7 日本外傷データバンクを利用した医工連携 43

1 日本外傷データバンクの10年 43
2 医工連携の重要性 43
3 本邦における医工連携の現状 43
4 日本外傷データバンクにおける医工連携上の問題点 44
5 日本外傷データバンクを用いた医工連携の将来 45
6 おわりに 45

第3章 諸外国の外傷登録 47

1 National Trauma Data Bank 48

2 開発途上国における外傷登録・外傷サーベイランス 51

1 はじめに 51
2 方 法 51

3 結 果 52
 1）各国のサーベイランスシステム 52
 2）データ項目の比較 52
  (1) core data 52
  (2) 主要な optional data 54
  (3) 主要な supplementary data 54
  (4) additional data 54
4 考 察 54
5 まとめ 55

3 各国の地域外傷登録制度比較 56

1 はじめに 56
2 選択・除外基準 56
3 運用資金 56
4 Abbreviated Injury Scale（AIS） 56
5 登録方法 61
6 まとめ 61

4 Trauma Symposium 2011 62

1 はじめに 62
2 JTDB-NTDB Brain-Storming Meeting in Hawaii 62
3 NTDB-RACS-Trauma Registries subcommittee Meeting at Adelaide in Australia 65
4 Trauma Symposium 2011 66

5 AISの誕生と変遷 68

6 ICDとAIS 70

1 ICDの特徴 70
2 外傷とICDコーディング 70
 1）コードが大まかな臓器別である点 70
 2）重症度が定義されていない点 70
 3）多発外傷を定義しにくい点 70

3	AIS・ISS	71
4	外傷診療に適した分類の考え方とICD改訂作業	71

第4章 研究成果　75

1 各研究成果の要約　76

2 日本外傷データバンクデータを用いた本邦に適した生存予測ロジスティック回帰式の検討　78

1. これまでの経緯　78
2. 問題点　78
3. 展望　78

3 日本外傷データバンクデータを用いた簡便予後予測式の作成　80

1. はじめに　80
2. 方法　80
3. 予測変数　80
4. 予測式作成と評価　81
5. 結果　81
6. 考察　81
7. まとめ　83

4 交通事故傷害の特徴と重症度　85

1. 事故類型別にみた傷病者年齢の特徴　85
2. 事故類型別にみた損傷部位と重症度の特徴　85
3. 四輪車事故傷害の重症度の特徴　86
4. 自転車事故傷害の特徴　86
5. 最後に　87

5 外傷症例におけるドクターヘリ搬送の有用性　89

6 交通外傷における現場重症度判定と搬送先選定　93

1. 現場における救急隊の搬送先判断基準　93
2. 米国 Field Triage 2011　93
3. 分析からわかった緊急度の低い症例　95
4. 医療機関選定に必要なもの　97

7 救急医療における診療の質の評価手法　99

1. 救急医療の評価：死亡率（mortality）から診療実績（performance）へ　99
2. 診療実績指標（performance measures）の目的　99
3. 施設間のベンチマーキング時の注意点　99
4. 適切な診療実績指標　100
5. 診療実績指標に関する研究の実例（Trauma Symposium 2011における発表より）　100

8 日本外傷データバンクデータを用いた医療リソース消費の解析　103

1. 背景と目的　103
2. 対象と方法　103
   1) 初療からの入院ベッドの流れ（種別）の解析　103
   2) 重症度と入院日数の解析　103
3. 結果　103
   1) 初療後の患者入院病棟の流れと重症度，転帰　103
   2) 重症度と入院日数　104
4. 考察　105
5. 結語　106

9 日本外傷データバンクのデータ欠損の特徴とその改善策　107

1　背　景　107
2　データ欠損の調査　107
　1）対象と方法　107
　2）転帰の欠損群と非欠損群の比較　107
　3）結　果　107
　4）考　察　107
　5）まとめ　108
3　データ欠損率改善の試み　108
　1）背　景　108
　2）対象と方法　108
　3）結　果　109
　4）考　察　109
　5）まとめ　110

Appendix 1
日本外傷データバンク運用規則・運用細則　111

Appendix 2
データ項目一覧　114

Appendix 3
研究業績一覧　117

Appendix 4
日本外傷データバンク辞書　122

Appendix 5
1998年度日本外傷学会第5回理事会（1999年3月20日）議事録　139

Appendix 6
日本外傷学会トラウマレジストリー検討委員会歴代委員　名簿　141

索　引　145

付録／Root Q for Trauma

第1章
疾病登録の意義

第1章 疾病登録の意義

1 臨床疫学研究の必要性

1 医療のIT化とEBM

　医療を正しく効果的に実践していくためには，疾患の病因に関する知識，病態，診断，予後，および治療方法についての知識など，きわめて幅広い知識が必要となる。近年まで個々の医師が行う医療は，目の前の患者の状態を個人の経験知，つまりそれまでに治療した患者のリストのなかから類似した症例に照らし合わせ，そこに書籍や論文，学会などで得た知識を加味して治療法が決定されてきた。そのため個人のもつ情報量には限界があり，医療者が異なれば治療法はさまざま，さらには地域や国が異なれば疾患に対する考え方そのものが異なることもしばしばであった。しかし，医療のIT化が進み，世界各地で医学文献の電子データベースが整備され，医療現場にも次々と高性能コンピュータが普及するにつれ，比較的簡単に他の多くの医家が実践している治療法およびその結果を収集することが可能となった。このようななか1990年代はじめに，治療法の選択は経験や理論ではなく客観的な証拠（エビデンス）に基づいて行われるべきであるという「科学的根拠に基づく医療（evidence-based medicine：EBM）」の考えが生まれた。また，統計手法の進歩によりできるだけバイアスを廃した研究デザインの開発が進み，それらを用いた臨床研究が次々と発表されるに伴い，EBMの考えはまたたく間に本邦にも導入され，臨床現場に多大なる影響を及ぼしてきた。本邦においても，日本人のエビデンス蓄積の必要性が認識され，医師主導の臨床試験も積極的に実施されるようになり，エビデンスの構築・評価に対する努力が始まっている。

2 介入研究と観察研究

　世界各地で客観的なエビデンスに基づいた治療法・治療成績のデータ集積・解析が進むにつれ，そのエビデンスを集大成した診断・治療のガイドライン作成もさまざまな疾患領域において行われ，医療のレベルアップに貢献している。ガイドライン作成にあたっては，その資料としてのエビデンスの格付けが行われ，エビデンスレベルはその高い順にⅠ）システマティックレビュー／メタアナリシス，Ⅱ）ランダム化比較試験（randomized controlled trial：RCT），Ⅲ）非ランダム化比較試験，Ⅳ）分析疫学的研究（コホート研究，症例対照研究），Ⅴ）記述研究（症例報告，ケースシリーズ），Ⅵ）患者データに基づかない専門委員会や専門家個人の意見，とされている。このようななかでRCTでなければエビデンスとはいえないとする「RCT至上主義」とでもいう風潮が生まれ，コホート研究などの観察研究はRCTに比べて研究の質が低いという誤解を生じた。RCTは，関心のある治療対象群に関心のある介入を行った場合の効果をバイアスを廃した客観的な形で示すという点で価値の高いエビデンスを提供する。一方，観察研究は母集団の情報を広く集積することにより，対象となる事象の頻度や分布の詳細を明らかとし，そこからリスクとなる因子を探り出す手法であり，臨床上・公衆衛生上の重要な知見は観察研究から得られることも多い。また，介入研究を計画するうえでも対象疾患の罹患率，死亡率など，イベントの発生率が明らかとなっていなければ介入の正当性が評価できないばかりか，目標症例数の設定すらできない。このため，対象母集団の情報を広く集める観察研究は質の高い介入研究を行う前提として必須の研究であるといえる。また近年，無作為割付を行うことができない研究によるデータからバイアスを統計的に調整し因果を推論するセミパラメトリック法などの新しい統計処理法も発展し，観察研究のデータからでもRCTに近い客観的な結果が得られるようになってきている。このように，観察研究の成果は，介入研究と並びいまやEBMを支える両輪として欠くことのできない位置を占めつつある。

3 本邦独自の診療情報データベース

　諸外国で臨床疫学データの蓄積が進むなか，本邦でもデータ蓄積に向けた努力が始まってはいるものの，臨床疫学に関する研究への取り組みはいまだ立ち遅れており，また医療の実態に関する全国的かつ継続的な調査もきわめて少ない。このため本邦では，欧米で蓄積された客観的な証拠を無条件で受け入れて診療を行わざるを得ない状況にあり，医療者および患者にとって大きな問題である。欧米諸国の人々と日本人とでは，人種差，疾病発生頻度，生活環境，薬剤の代謝酵素活性などに相違点も多く，欧米のエビデンスが本邦の診療実態にそぐわないことも少なくない。このため，基本的な日本人独自の診療情報の収集と臨床データ分析が必要であることは多くの専門家の一致した意見である。

4 患者登録制度と日本外傷データバンク

　医療の実態に関する情報を継続的に収集する目的で行われるのが患者登録制度（レジストリー）であり，近年さまざまな診療分野においてその整備が進み，本邦独自の臨床情報の集積が始まっている。レジストリー制度が導入された当初は，各種疾患単位での症例登録が多くみられたが，現在では学会の主導により疾患単位の患者登録が統合され，診療領域での幅広い診療情報を集積する動きも進んでいる。これにより各診療領域の枠内ではあるものの，日本全国の症例・治療情報を一元的に登録・管理することが可能となり，各学会では登録情報の定期的な集計・分析により，各分野における国内の医療水準の評価，各医療施設単位での医療水準の評価を行い，課題を明確化するとともに，医療の質の向上・治療成績の改善につなげることをめざしている。また，現状の分析から得られた情報は患者に還元し，患者説明ならびに治療方針の決定を行う際にも貴重なデータとなる。加えて前述のごとく，これらの臨床情報は臨床疫学研究の基盤としてきわめて重要な位置づけをもつ。

　このような流れのなかで2003年に日本外傷データバンク（Japan Trauma Data Bank：JTDB）は，本邦の外傷診療情報を集積・分析し，全国の外傷治療の実態・治療成績を明らかにするとともに，その情報を活用することによって診療の質を評価し，外傷診療の質の向上に寄与することを目的に設立された。外傷・救急医学領域では，病院前診療からリハビリテーションまで多職種の働きおよびその連携が患者の治療成績に影響を与える。広く全国より外傷患者登録が行われるようになれば，外傷治療の向上につながるのみならず，外傷予防疫学，救急医療体制の整備や専門医師および専門病院の適正配置などの社会・政策疫学などの基礎データとして幅広い活用も可能となるであろう。今後，レジストリーに多くの症例が登録されることにより，外傷診療に関する多くのエビデンスが生まれ，臨床の質の向上，患者救命率向上につながることが期待される。

〔増野智彦〕

2 外傷重症度評価と予測生存率算出の意義

1 外傷における重症度評価指標

外傷の重症度を示す生理学的指標としてGlasgow Coma Scale（GCS；開眼〔eye opening〕，言語音声反応〔verbal response〕，最良の運動反応〔best motor response〕からの意識レベル評価）やRevised Trauma Score（RTS）が，解剖学的指標としてAbbreviated Injury Scale（AIS），Injury Severity Score（ISS），Organ Injury Scale（OIS），あるいは日本外傷学会臓器損傷分類があげられる。

生理学的指標の代表ともいえるRTSは，GCSの総計，収縮期血圧（systolic blood pressure：SBP），呼吸数（respiratory rate：RR）に関してコード表から点数を求め（表Ⅰ-1），GCSコード点数×0.9368＋SBPコード点数×0.7326＋RRコード点数×0.2908で計算される。

一方，解剖学的評価指標であるAISは，米国医師会（American Medical Association：AMA），米国自動車医学振興協会（Association for the Advancement of Automotive Medicine：AAAM），および自動車技術者協会（Society of Automotive Engineers：SAE）の専門家による協議会で1971年に作成された損傷コードである。1976年，1980年，1985年，1990年，1998年，2005年，2008年に改訂されており，現在National Trauma Data Bank（NTDB）および日本外傷データバンク（JTDB）で使用しているコードは1998年（1990年の改訂版；AIS90 update 98）に公表されたものを用いている。各々の損傷に関する重症度がコードのドット以下にスコアとして示されており，解剖学的な外傷重症度を表す。さらに，多発外傷の重症度を決める世界標準ともいえるISS[1]は，AISを基盤にした評価指標であり，身体を6つの部位に分けて，各々の部位の最大AIS重症度の上位3数値を2乗し，総和した数値である。

米国外傷外科学会（American Association for the Surgery of Trauma：AAST）の臓器損傷スケール（OIS）は今でも外傷重症度を示す重要な指標と

表Ⅰ-1 RTS（Revised Trauma Score）

コード（点数）	GCS合計点	収縮期血圧	呼吸数
4	13〜15	90以上	10〜29
3	9〜12	76〜89	30以上
2	6〜8	50〜75	6〜9
1	4〜5	1〜49	1〜5
0	3	0	0

生理学的重症度を示す．

いえる。NTDBおよびJTDBで用いられているAIS90 update 98は，損傷記載とOISの重症度等を鑑みて作成された。このことはAIS2005でも継承されており，AISとOISの間では用語や重症度がかなり共有されている。しかしながら，OISは臨床を行うための臓器損傷スケールであり，最軽症の1から最重症の6までの重症度スケールを個々の臓器の解剖学的破綻に基づき枠組みづけられており，OISにおける損傷重症度は原則的に救命率に基づいているが，AISは機能重症度や意識消失時間など多くの観点から損傷重症度が決められているので，双方の重症度は乖離している箇所が散見される。

日本外傷学会臓器損傷分類は，肝損傷分類から始まり，脾，膵，腎，消化管，骨盤，胸郭，気管・気管支，肺，横隔膜，心，大血管などについて，日本外傷学会が段階的に公表した臓器損傷分類である。本邦においては普及しており，外傷患者の臓器損傷が客観的に表示されているので，有用との評価が定まりつつある。しかしながら，臓器相互の整合性が不十分で，画像検査と合わない箇所や治療の実態を正確に反映していない部分があり，国際性に弱いなどの指摘もある。最新版は2008年に公表された「日本外傷学会臓器損傷分類2008」であり，肝，脾，膵，腎，消化管，間膜・小網・大網，胸郭，気管・気管支，肺，横隔膜，心，大血管，骨盤について，各々の損傷分類が作成されている。なお，中枢神経系外傷については，日本神経外傷学会と共同で「頭部外傷分類」が別途作成され，2009年に「日本外傷学会臓器損傷分類2008」へ追加された。日本外傷学

表I-2 TRISS法

$$Ps = \frac{1}{1+e^{-b}} \quad (予測生存率)$$

$$b = b_0 + b_1 \times RTS + b_2 \times ISS + b_3 \times 年齢スコア$$
　　　　　　　（生理学的重症度）（解剖学的重症度）

		定数 b_0	RTS b_1	ISS b_2	年齢スコア b_3
AIS90による係数	鈍的外傷	-0.4499	0.8085	-0.0835	-1.7430
	穿通性外傷	-2.5355	0.9934	-0.0651	-1.1360

通常，Psが0.5を超えているにもかかわらず，死亡した症例をunexpected deathとし，さらにpeer reviewの審査によって防ぎえた外傷死（preventable trauma death：PTD）か否かが決まる．Ps：probability of survival
(Champion HR, Copes WS, Sacco WJ, et al.：The Major Trauma Outcome Study: establishing national norms for trauma care. J Trauma 1990; 30: 1356-65. より)

会臓器損傷分類は現時点でJTDBの項目に入っていないが，今後は重症度との関連について外傷疫学的に検証を行う必要性があり，将来はJTDBの項目に加える必要がある．

2　防ぎえた外傷死と予測生存率

外傷患者を診るうえで最も大切なことは救える患者を確実に救命することであり，防ぎえた外傷死（preventable trauma death：PTD）を発生させないことである．患者の病態重症度と緊急度を身体所見とバイタル・サインから判断し，タイムリーに救命処置することが肝要である．PTDを防ぐためには病院前を含めて医療システムを改善していく必要があり，そのためにはPTDの発生と頻度を客観的に分析する必要がある．1990年にChampionらが提唱したTRISS法[2]は外傷症例の予後予測，すなわち予測生存率を示すものであり，現時点ではPTDを評価するための世界標準といえる（表I-2）．米国外科学会外傷委員会（American College of Surgeons Committee on Trauma：ACS-COT）はChampionを中心に，1982〜1987年の間に北米139施設に搬送された80,544症例を統計学的に分析し，TRISS法を提唱した．この研究はMajor Trauma Outcome Studyと呼ばれ，TRISS法で導かれた予測生存率が0.5を超えているにもかかわらず死亡した症例をunexpected deathと定義し，そのなかから専門家がレビューすることによってPTDを決定する手法が導かれた．統計学的な手法で客観的に生存率が予測でき，unexpected death率やPTD率が施設内あるいは多施設間で評価できるようになれば，自施設のベンチマークが可能となり，日本のトップ施設との相違を知ることで自施設の外傷診療の質を評価できる．また，経年的な成績改善が数字として表れてくれば，モチベーションが上がって診療の質向上に結びつく．このような理由で外傷重症度評価や予測生存率算出は，臨床上において大いなる意義がある．米国では，1997年に米国外科学会が主導してトラウマレジストリーであるNTDBが設立され，本邦においては日本外傷学会と日本救急医学会によって2003年10月にJTDBが誕生し，2004年1月から正式な運用が開始された．

3　日本外傷データバンク

JTDBの設立目的は，日本全国における外傷治療の詳細な臨床データを収集し，診療の実態や標準的な治療成績を明らかにすることで外傷治療の質的な評価を可能とし，本邦の診療の質向上に貢献することである．JTDBは外傷症例をインターネットから登録することに特徴がある．入力項目は患者初期情報，病院前情報，転送情報，来院時病態，初療時の検査と処置，診断名と損傷重症度，入院退院情報の各項目の合計93項目に及ぶ．そのうち必須項目は52項目であり，医師のみならず，看護師，診療情報管理士等の努力によって症例登録が日々行われて

いる。現在，北海道から沖縄まで全国190を超える登録施設から，10万症例以上の情報がJTDBに登録されている。JTDBの参加施設は，日本全国の救急医療施設から登録された包括的情報や臨床評価指標のデータを入手できるとともに，自施設から入力したデータはいつでも自由にダウンロード[3]して個々の施設のデータベースとして活用できる。JTDBでは2008年10月に2004～2007年までの20,257症例の洗浄データを初めて参加登録施設に開示し，そののち年1回データを開示，2012年には94,664症例（2004～2011年）を開示した。現在，JTDB参加登録施設で外傷疫学研究が自由に行われている。

重要な用語

RTS
Revised Trauma Scoreの略語で，改訂外傷スコアと訳される。外傷患者の生理学的重症度を示す代表的な指標であり，Glasgow Coma Scale（GCS〔総計〕），収縮期血圧，および呼吸数の項目から算出される。

ISS
Injury Severity Scoreの略語で，外傷患者の解剖学的重症度指標として世界標準といえる。Abbreviated Injury Scale（AIS）を用いて算出されるので，ISSを算出するためには正しいAISコードを選択する必要がある。身体を6つの部位に分けて，各々の部位の最大AIS重症度の上位3数値を2乗し，総和した数値である。

PTD
preventable trauma deathの略語で，「防ぎえた外傷死」のことである。外傷後，適切な診療を受けられないために死亡することをいう。すなわち，通常の医療技術，たとえば気道確保，緊張性気胸の減圧などが施行されれば救命されていた死亡症例をさす。

TRISS法
防ぎえた外傷死（preventable trauma death：PTD）の発生と頻度を客観的に分析するために，米国外科学会外傷委員会のChampionらが提唱した外傷症例予測生存率（probability of survival：Ps）の統計学的算出方法をいう。解剖学的な重症度を示すInjury Severity Score（ISS），生理学的な重症度を示すRevised Trauma Score（RTS），および年齢の独立項目等から構成され，PTDを決めるための統計学的な標準手法となっている。

GCS
Glasgow Coma Scaleの略語で，医療機関および病院前救護で普及している意識レベルの評価法である。

AIS
1971年に米国自動車医学振興協会（Association for the Advancement of Automotive Medicine：AAAM）が中心となり発表した「外傷の種類と解剖学的重症度を表すコード体系」で，最新のものはAIS2005 update 2008である。AISコードは6桁の整数と1桁の小数からなる数値コードで，整数部分は各外傷を定め，小数部分はその外傷の重症度を示している。重症度は1～6の整数で表され，大きいほど重症である。なお，重症度6は現在の医療では救命できない外傷（脳幹離断，断頭，肝血管系完全分離など）に割り当てられている。

OIS
Organ Injury Scaleの略語で，米国外傷外科学会の臓器損傷スケールである。臨床を行うための外傷重症度を示す古典的な指標といえる。最軽症の1から最重症の6までの重症度スケールを，個々の臓器の解剖学的破綻に基づき枠組みづけられており，損傷重症度は原則的に救命率に基づいている。

日本外傷学会臓器損傷分類
日本外傷学会が作成した臓器損傷分類である。肝，脾，膵，腎，消化管，間膜・小網・大網，胸郭，気管・気管支，肺，横隔膜，心，大血管，骨盤について，各々の損傷分類が作成されており，最新版は2008年に公表された「日本外傷学会臓器損傷分類2008」である。なお，中枢神経系外

傷については，日本神経外傷学会と共同で「頭部外傷分類」が別途作成され，2009年に「日本外傷学会臓器損傷分類2008」へ追加された。

文　献

1) Baker SP, O'Neill B, Haddon W Jr, et al.: The injury severity score: a method for describing patients with multiple injuries and evaluating emergency care. J Trauma 1974; 14: 187-96.
2) Champion HR, Copes WS, Sacco WJ, et al. : The Major Trauma Outcome Study: establishing national norms for trauma care. J Trauma 1990; 30: 1356-65.
3) 日本外傷データバンク．https://www.jtcr-jatec.org/traumabank/dataroom/dataroom.htm

（齋藤大蔵）

3 診療の質向上とアウトカムの改善への効果

1 「医療・診療の質」の評価指標とPDSAサイクル

「医療・診療の質」にはさまざまな定義が存在するが，本邦では米国のInstitute of Medicineによる「医療の質とは個人および集団を対象とした医療サービスにより，健康に望ましいアウトカム（desired health outcomes）を導く確率を高め，かつ，それが最新の専門知識に合致している度合いである」[1]という定義が用いられることが多い。

また，「医療・診療の質」を評価するための枠組みとしては，Avedis Donabedianが提唱した「構造（structure），過程（process），結果（outcome）」が広く用いられている[2]。構造は施設，医療機器，医療スタッフの種類や数を，過程は実際に行われた診療や看護の内容を，結果は行った医療や看護によってもたらされた健康状態の変化をいう。

「医療・診療の質」の改善は，1回で終わるものではなく，継続的な活動であり，William Edwards Demingが提唱した「計画（plan）・実施（do）・評価（study）・改善（act）」「PDSA（Plan-Do-Study-Act）サイクル」として表現されることが多い。「PDSAサイクル」はマネジメント分野の用語ではあるが，普段，われわれが診療で行っている「治療計画，治療の実施，治療結果の評価，治療計画の改善」と全く同じ行動と考えると理解しやすい。治療の計画を立案するには，さまざまな検査結果が必要であると同様に，質改善のための計画立案にも検査結果が必要となる。

医療・診療の質の改善を目的とした場合，「構造（structure），過程（process），結果（outcome）」の枠組みに沿って現状を数値化した指標がその検査結果となる。これらは，臨床指標（clinical indicator）と呼ばれてきたが，徐々に患者数や平均在院日数など臨床以外の指標が含まれてきたため，現在は，より大きい概念として「質指標（quality indicator）」という呼び方が一般的になってきている。「質指標」は，診療におけるevidence-practice gapや，診療内容のばらつきの程度を定量的に視覚化するために活用される[3]。

質指標と同様の意味合いで，診療実績指標（performance measures）という言葉もある。これらは，ほぼ同義として用いられているが，診療実績指標は，より過程（process），およびそれによって導かれる結果（outcome）に焦点を当てた呼び方である。米国のAgency for Healthcare Research and Quality（AHRQ）レポートでは，この診療実績指標こそが，質改善の中心的役割を果たすと述べている。

PDSAサイクルでは，計画（plan）と実施（do）を行ったあとの，評価（study）のフェーズにおいて，診療実績指標が必要となる。診療実績は，個々の医療機関内部における評価として利用されることが多いが，地域全体の医療の需給のバランス，あるいは国全体で地域差を検証するなど，さまざまな粒度における指標を考えていくことが可能である。

2 行動変容と情報

評価（study）の結果に基づいて，計画（plan）を変更することを改善（act）と呼ぶ。改善は，行動変容（behavioral change）と言い換えることもできる。人々の行動変容は情報によってもたらされる。行動内容を決定し，アクションを起こすことを意思決定あるいは決断（decision making）と呼び，意思決定は情報に基づいて行われる。そして，その情報はデータから抽出されるが，その際には知識・経験，あるいは分析が必要となる。これら，意思決定とデータ・情報・知識の関係性を図Ⅰ-1に示した。

したがって，診療実績指標は，質改善の意思決定に直結するように「必要なときに，必要な人に，必要十分な量」の情報として提供されることが望ましい。つまり，改善（act）を目的とした行動変容に資する情報が関係者（外傷診療の場合には，消防，各医療機関，行政，メディカルコントロールや搬送実施基準を検討する協議会，さらには外傷予防に関連する各専門家団体など）にタイムリーに届けられ

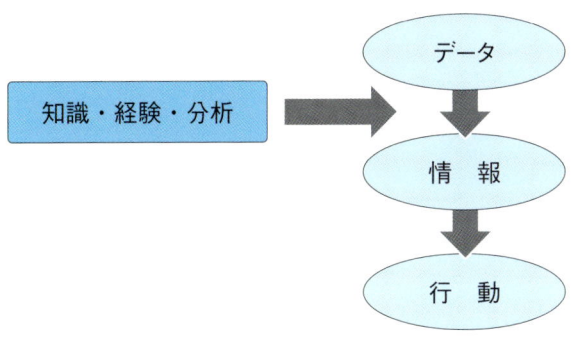

図Ⅰ-1　意思決定とデータ・情報・知識の関係性

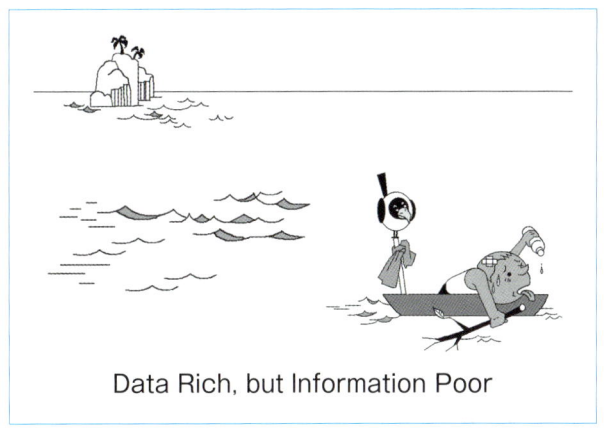

図Ⅰ-2　水に囲まれているのに飲み水がない！　DRIPのイメージ

る仕組みづくりが重要である。

　これらの情報はデータに基づいて抽出されるが，医療機関から得られる主たるデータは診療記録である。したがって，診療記録が診療実績指標という情報を抽出するために必要十分なものであることが望ましい。岩﨑は，質を改善するための診療録のあり方として，「価値ある記録があってこそ，質評価が可能である」と述べている[4]。

　しかし，現時点においては，これらのデータは記録されていても「使える形になっていない」ことが多い。たとえ，電子的に記録されてあってもデータから情報がつくり出せないような場合，「電子化」はされているが「情報化」はされていないといえる。このように多くのデータがありながら，情報としての活用ができない状況を「DRIP (Data Rich, but Information Poor)」と表現する。図Ⅰ-2はDRIPをイメージ化したイラストである。このイラストでは，多くの水（海水）の上で，水（飲料水）がなくて困っている漂流者を示している。水に囲まれているのに水が足りなくて困っている，海水がデータの象徴であり，飲料水が情報を象徴している。われわれの周囲は電子化はされているが情報化はされていないというDRIPの状況に囲まれているといっても過言ではないかもしれない。

　医療の質を改善するためのPDSAサイクルで，役立つ情報を抽出し，DRIPに陥らないようにするためには，データから情報を抽出するための仕掛けが必要不可欠であり，そのためのツールの1つが「データバンク」といえる。

3　疾病登録による情報化：データの水平・垂直統合と情報の自動作成

　外傷医療を含めた救急医療においては，病院前データと急性期医療機関データが統合されていない，同じ地域であっても異なる消防本部ではデータの記録内容が異なる，医療機関からデータを得ることが困難である，というデータに関する長年の課題が存在した。

　救急医療は住民，消防（119および現場），そして医療機関における医療スタッフに引き継がれるバトンリレーに例えられることが多いが，現在は，それぞれのランナーが個別にデータをもっている状況で，これらの統合がなされていない状況である。住民-消防-医療機関におけるデータの統合（垂直統合）が行われていない場合，各時点でどのような決断をすべきだったか？　という点を検証することが難しい。2009年の消防法改正によって各都道府県が策定した「傷病者の搬送及び受入れに関する実施基準」や緊急度判定が適正に行われたか？　偽陰性をゼロに近づけながら極力偽陽性を押さえるための最適なルールは何か？　という点を検証するには，「救急医療データの垂直統合」が重要となる。また，同時に消防本部や地域を越えたデータの統合（水平統合）がなされない場合，地域全体で優先すべき患者を決められない状況，特に局所の災害における最適な意思決定が難しい。また，これらのデータがないと地域内における医療の需要がわからないため，適切な

第1章　疾病登録の意義

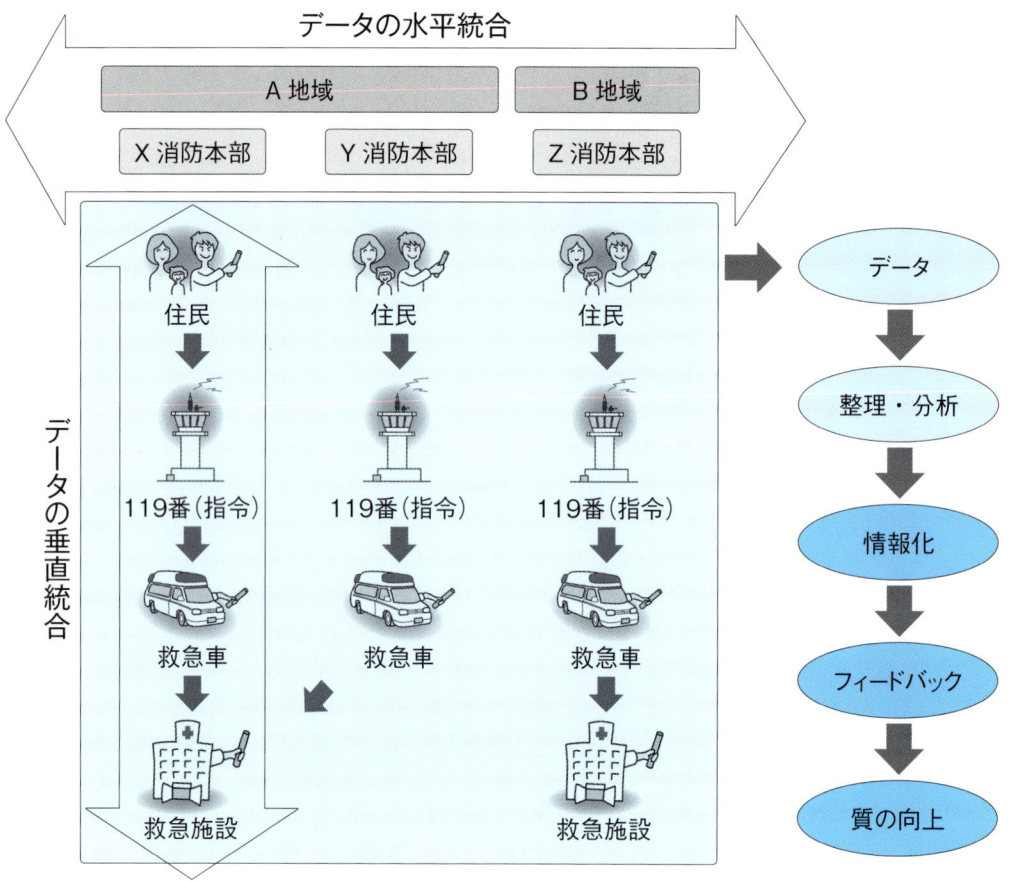

図Ⅰ-3　データの垂直統合と水平統合

供給体制を議論できず，地域全体の医療の最適化および質の向上を行うことが困難になる（図Ⅰ-3）。

改正消防法では，救急医療の質向上を目的として，地域全体の病院前から急性期医療機関のデータを集積していくことを法的に担保する形になっている。日常の活動・診療の記録から，医療の質改善をめざしたPDSAサイクルを回していくための情報に必要なデータを定期的に集積し，診療実績指標などの情報としてタイムリーに利用者に活用してもらう必要がある。データバンクがバンク（銀行）たる意義は，単にデータを集積するだけではなく，そのデータに，専門家の知識や経験に照らし合わせたり，さらには分析による視覚化・定量化を通じて，情報という名の利息をタイムリーに提供することにもあると考えられる。

4　リサーチへの活用：データマイニングからデータクッキングへ

データバンクに疾患や病態ごとに地域全体の患者（population-based）のデータが集積されるようになれば，最適な地域医療計画を立案したり，さまざまなパブリックヘルスサービスに関するエビデンスの創出に寄与し，さらなるアウトカムの改善が期待できる。

水平統合・垂直統合された地域全体のデータが集積されることで，パブリックヘルスに関するリサーチが大きく変化することが期待できる。多くの場合，パブリックヘルスリサーチを行うためにはデータを入手したうえで，そのデータから意味のある情報を探し出すというプロセスになることが多いが，水平統合・垂直統合された地域全体のデータがデータバンクに集積されていると，「データの農場」か

3 診療の質向上とアウトカムの改善への効果

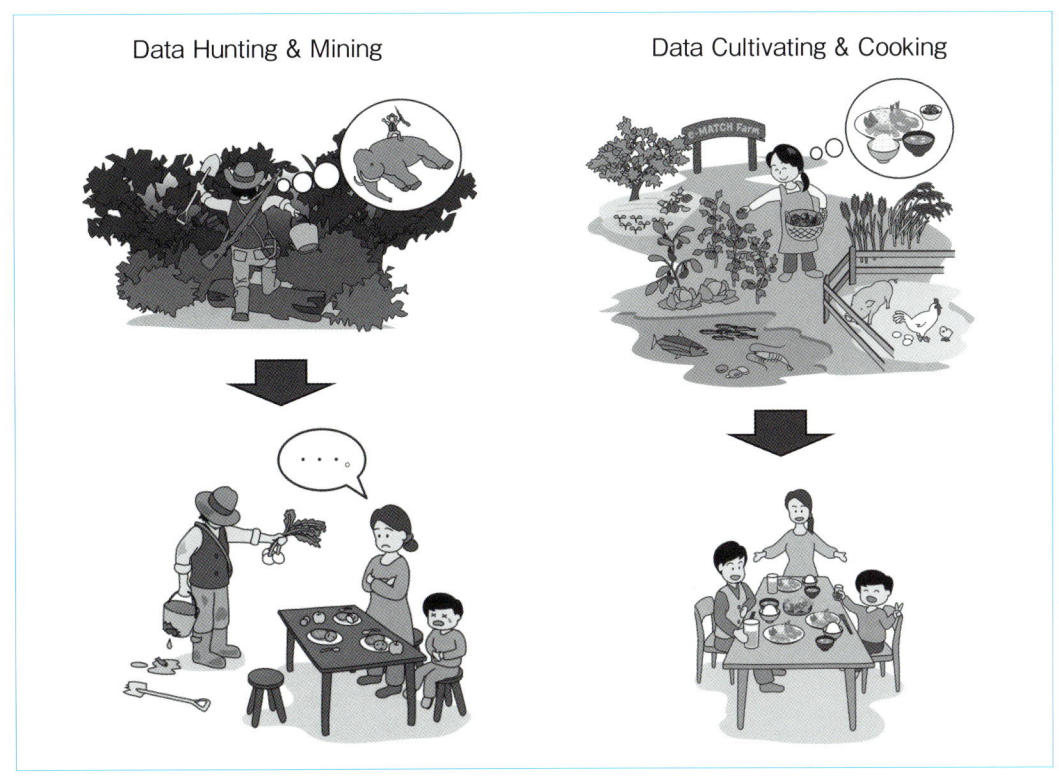

図Ⅰ-4　データハンティング＆マイニングとデータカルティベイティング＆クッキングのイメージ

ら必要に応じてデータを採取し，目的に応じた適切な分析を行うことで情報抽出をいつでも行うことが可能になる．われわれのチームでは前者を「データハンティング＆マイニング（Data Hunting & Mining）」，後者を「データカルティベイティング＆クッキング（Data Cultivating & Cooking）」と呼び，救急医療におけるデータカルティベイティング＆クッキングの仕組みづくりを行っている（図Ⅰ-4）．

5 データバンクを質向上とアウトカム改善に役立てるうえでの課題

データバンクを質の向上に役立つ形に昇華していくためには，データの垂直統合と水平統合を実現することも重要となってくる．また，PDSAサイクルを継続的に行うためにはデータの処理，分析，レポートなどの情報の作成，フィードバックなどの作業が必要になってくる．これらの作業が各施設の人的リソースに頼る形であると継続性へのバリアとなってくる．したがって，各施設に負担が少なく，かつ役立つ情報づくりが，データバンクを活用した医療の質向上には不可欠である．さらに，これらの

情報を定期的に消防，医療機関，行政やメディカルコントロールなどの協議会，さらには住民に対してフィードバックしていくことが必要である．図Ⅰ-5に改正消防法の実施を例としてPDSAサイクルと評価（study）のフェーズで利用すべき情報を図示した．

これらの課題を踏まえたうえで，JTDBによる質向上の試みと将来構想に関しては，第2章の2節「日本外傷データバンクシステムの機能と将来構想」で紹介する．

重要な用語

PDSA（Plan-Do-Study-Act）サイクル

1950年代，品質管理の父といわれるDr. William Edwards Demingが，継続的に業務プロセスを改善するためには，以下のPlan，Do，Study，Actを実施し続けることが重要であると述べた．

①Plan：目標を設定し，具体的な行動計画を立案する．

②Do：計画を実施しながら，評価のためのデータを収集する．

③Study：データを分析し，当初の予測との差

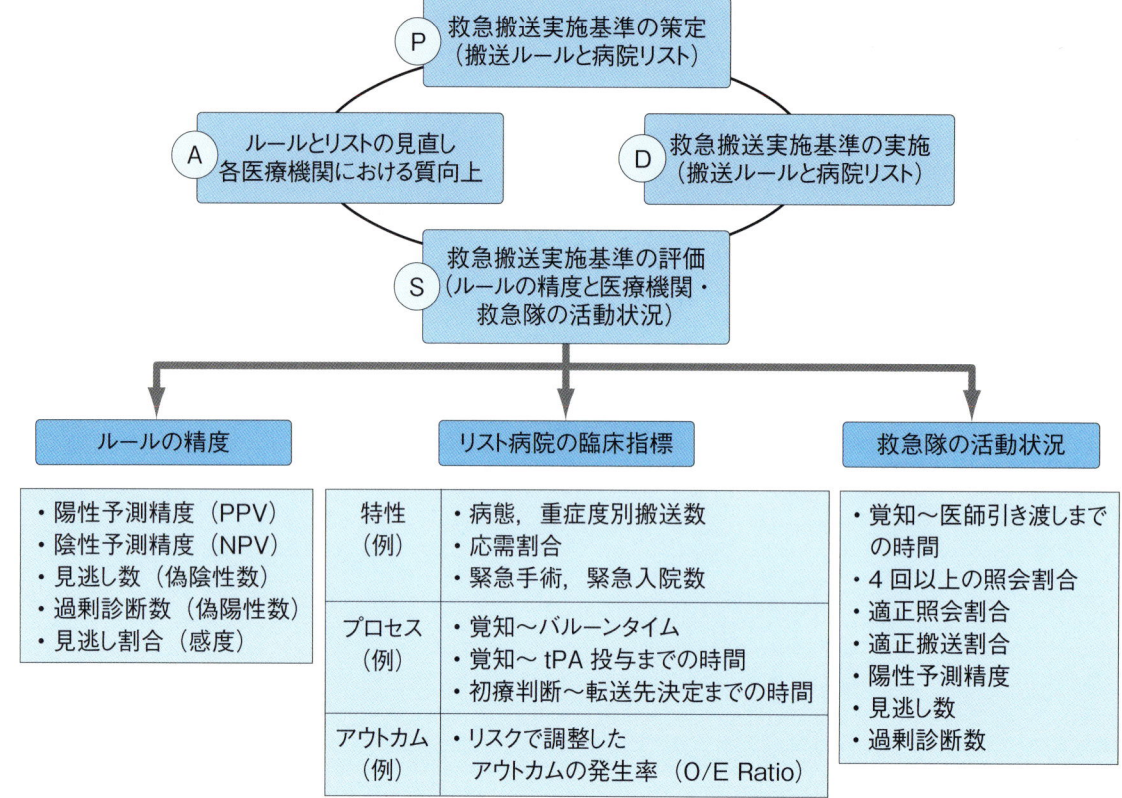

図 I-5 PDSA サイクルと評価のフェーズで利用すべき情報

　　異やばらつきの評価を行う。
④Act：評価結果に基づいた計画や業務プロセスの改善を行う。

日本では，PDSAではなく，当初，Demingが使用していたPDCA（CはCheck）と呼ばれることが多いが，後年，Deming自身がCheck（単なる検証）ではなく，Study（分析）レベルの評価が必要であると提唱したことから，米国ではPDSAという言い方をする。

データマイニングとデータクッキング

データマイニングとは，「データベースの中から隠された情報を発見する手法」と定義され，データという鉱山の中から1粒のダイアモンドを見つけ出すことをもじり，データマイニングと呼ばれている。単なる分析だけではなくデータの集積，洗浄，分析に基づくルールづくりとその適用までをも含んだ概念である。1990年代の中頃，大手のスーパーマーケットチェーンで，大量の販売データから赤ちゃんの紙おむつを買う客はビールを買う確率が高いという結果が出て，おむつの近くにビールを配置することによって両方の売り上げを上げたという逸話から有名になった。近年はビッグデータへの適用を含め，さらに注目されている。

データクッキングとは，ある目的をもって通常の業務のなかでの記録を行うことで，より精度の高いデータを収集する仕組みをつくり上げ，集積されたデータから意思決定支援に役立つ情報をほぼ自動で作成すると同時に，データ収集や洗浄といった手間がなく新たな知見やエビデンスを創出することを支援するための仕組みづくりである。前者をレシピに沿った料理，後者を創作料理に例えた表現として，筆者らのグループが提唱している。医療の質改善という目的を明示することにより，蓄積されたデータをギャンブル的に掘り起こすマイニングと異なり，調理に必要なデータが定期的に入手できるように育て，そこから情報を創出する，という意味でクッキングという言葉を用いた。

文 献

1) Lohr K：Committee to Design a Strategy for Quality Review and Assurance in Medicare. Medicare: A Strategy for Quality Assurance, Volume I, National Academy Press, Washington DC, 1990.
2) Donabedian A：Evaluating the Quality of Medical Care. Milbank Mem Fund Q 1996; 44: 166-206.
3) 福井次矢監, 聖路加国際病院QI委員会編：Quality Indicator［医療の質］を測り改善する―聖路加国際病院の先端的試み 2012. インターメディカ, 東京, 2012.
4) 岩﨑榮：質指標（Quality Indicator）で"医を測る"ことの勧め―価値ある医療記録が必要. 医療と社会 2011：21：1-2.

（青木則明, 酒井未知, 大田祥子）

4 外傷以外の国内患者登録制度

近年さまざまな診療分野において**レジストリー制度**を利用した診療水準の評価，特徴や課題の抽出が行われるようになり，医療の質の向上に向けての試みが始まっている．本節では外傷以外の医療分野における国内患者登録制度とその特徴を紹介する．

1 他診療分野で行われているレジストリー制度の現状

さまざまな分野の抱える課題を根拠に基づいて検討し社会に示す手法として，近年レジストリー制度が注目されており，外傷・救急分野においても外傷登録（日本外傷データバンク〔JTDB〕）に加え，頭部外傷データバンク，熱中症レジストリー，Sepsis Registry，熱傷レジストリーなどが現在運用されている．大学病院医療情報ネットワーク（University hospital Medical Informaton Network：UMIN）のインターネット医学研究データセンター（Internet Data and Information Center for Medical Reserch：INDICE）に登録されている主な症例登録制度，および疫学研究のリストを表Ⅰ-3に示す．日本全国の症例・治療情報を一元的に登録・管理し，集計・分析することにより，医療水準の評価や課題を明確にし，医療の質の向上・治療成績の改善をめざすという基本的な考え方は各制度ともに共通している．さらにこれらのデータをもとに，①診療科，施設単位だけでなく，地域レベル，全国レベルでの医療水準を明らかにして，地域単位，国単位での診療の比較を行い，また，②その情報を社会に還元し，治療方針の検討に利用し，加えて，③さまざまな臨床研究・介入研究と連携して運営することを視野に入れているという点も基本的に共通している．

比較的古くから症例登録・追跡が行われていた領域として臓器移植分野がある．日本の臓器移植は1956年の腎移植に始まり，その後1989年に生体肝移植，1997年に脳死下臓器提供による移植が始まり，心臓・肺・小腸移植が開始された．移植症例の登録は当初腎臓移植のみで行われていたが，その後，肝臓・膵臓・膵島・心臓・肺・小腸を加えて全臓器移植を包括するNational Registryとして統合し，現在も日本移植学会，臓器移植別研究会，特定非営利活動法人日本臨床研究支援ユニットにより，移植に関する登録・追跡業務が継続されている．その情報は日本移植学会誌および日本臓器移植ネットワークホームページに1年に一度，臓器移植ファクトブックとしてまとめられ，さらに臓器別の詳細については臓器移植別研究会により年次報告が行われている[1]．

これまで疾患別単位に比較的小規模で構成されていたレジストリー制度を学会単位で統合する動きも近年進んでいる．日本腎臓学会では2007年より腎生検症例登録（Japan Renal Biopsy Registry：J-RBR）を行っていたが，2009年より非腎生検例（ネフローゼ症候群，急速進行性腎炎症候群，多発性嚢胞腎など）も登録可能とし，腎臓病総合レジストリー（Japan Kidney Disease Registry：J-KDR）として統合した．2012年5月までに130施設が参加し，15,000症例が登録され，臨床的・疫学的・病理学的研究の基礎データとして本邦における腎臓病の実態解明と二次研究に活用されている．また，このレジストリーをもとに多くの臨床研究が進行しており，レジストリーデータを有効に活用し，学会主導で体系的に研究が進められている範例である[2]．

外科分野においても2011年から症例・手術登録に大きな変革がもたらされた．これまでは各外科専門分野において症例・手術登録制度が構築され，各専門医制度の基盤として機能してきたが，外科医が関与する外科手術を体系的に把握するため，日本外科学会を基盤とするサブスペシャリティの18学会が協働して外科専門医制度と連携した外科症例登録データベース**National Clinical Database（NCD）**事業が開始された[3]．NCDの概要およびJTDBとの比較を表Ⅰ-4に示す．2013年3月現在，3,766施設が参加し年間100万件以上の登録が見込まれており，今後国内最大のレジストリー制度となっていくことは確実である．この分野では日本心臓血管外科学会，日本胸部外科学会，日本小児循環器学会により構築された日本成人心臓血管外科手術データベース（Japan Adult Cardiovascular Surgery Database：

表Ⅰ-3　UMINインターネット医学研究データセンター（INDICE）登録研究

運用開始年度	専門領域（研究名）	研究デザイン	症例数
平成13年度以前	循環器内科（JCAD）	疫学研究	10,000～100,000
	脳神経外科（UCAS Japan）	疫学研究	10,000～100,000
平成13年度	心臓血管外科（JACVSD）	症例登録	10,000～100,000
平成15年度	循環器内科（APPI）	疫学研究	100～1,000
平成16年度	膠原病・リウマチ内科（REAL）	疫学研究	1,000～10,000
平成17年度	整形外科（SCAN-HF）	症例登録	100～1,000
	産婦人科（GO-CC）	症例登録	10,000～100,000
	産婦人科（GO-EM）	症例登録	10,000～100,000
	産婦人科（GO-OV）	症例登録	10,000～100,000
	神経内科（CBZSR）	症例登録	100～1,000
	心臓血管外科（JSTAR）	疫学研究	100～1,000
	老年内科（SEAD-Japan）	疫学研究	100～1,000
	泌尿器科（MSPSAF）	症例登録	100～1,000
	脳神経外科（UCASII）	疫学研究	1,000～10,000
平成18年度	産婦人科（ART）	症例登録	10,000～100,000
	心臓血管外科（JCDTR）	症例登録	100～1,000
	美容外科（JSAPSP）	症例登録	100～1,000
	形成外科（JAMP study）	疫学研究	1,000～10,000
	脳神経外科（SSR）	症例登録	1,000～10,000
平成19年度	呼吸器内科（CNDB）	症例登録	100～1,000
	腎機能治療学（J-RBR/J-KDR）	症例登録	1,000～10,000
	内科（JCAR）	症例登録	10,000～100,000
平成20年度	脳神経外科（SCIENCE study）	疫学研究	1,000～10,000
	皮膚科（JMS）	症例登録	1,000～10,000
	小児科（UTI）	疫学研究	100～1,000
	循環器科（J-PCI）	症例登録	10,000～100,000
	呼吸器科（APEQ）	疫学研究	1,000～10,000
平成21年度	脳神経外科（BTRJ）	症例登録	10,000～100,000
	腎臓・糖尿病・内分泌内科（PDR-CS）	疫学研究	100～1,000
	呼吸器内科（CLET-M/CLET-W）	疫学研究	100～1,000
	消化器内科（CLASS Tokyo study）	疫学研究	100～1,000
	呼吸器内科（KOKYUFUZEN）	疫学研究	100～1,000
平成22年度	救急部・集中治療部（JAAMSR）	症例登録	100～10,000
	泌尿器科（FUAIT）	症例登録	100～1,000
	産科婦人科（JDPS）	症例登録	1,000～10,000
	循環器科（J-EVT/SHD）	症例登録	100,000～
	外科（NCD）	症例登録	1,000,000～
	腎臓内科（PDregiNAGA）	疫学研究	100～1,000
平成23年度	消化器内科（N-SPINAL）	疫学研究	500～1,000
	熱傷（JSBI-R）	症例登録	1,000～
平成24年度	頭頸部腫瘍科・形成外科（HNC）	症例登録	3,500～
	消化器内科（STRAP）	症例登録	100～
	外科（JSTOSDB）	症例登録	300～

表Ⅰ-4 日本外傷データバンクとNCDの比較

名　称	日本外傷データバンク	NCD
英語名称	Japan Trauma Data Bank	National Clinical Database
運営組織	特定非営利活動法人日本外傷診療研究機構	一般社団法人日本臨床データベース機構
関連学会	日本救急医学会，日本外傷学会	日本外科学会，および呼吸器，消化器，小児，心臓血管，内分泌，乳腺等外科専門学会
目　的	外傷診療の実態・質の評価および質の向上	全国の手術・治療情報の体系的把握による医療の質の向上，治療成績の改善
運用開始	2004年1月	2011年1月
参加施設数	196施設（2013年5月現在）	3,766施設（2013年3月現在）
登録データ数	13万件	年間100万件の見込み
入　力		
入力方式	web-based（独自サーバー）/ on-line data転送	web-based（UMIN）
入力項目数	93項目	基本項目13項目＋医療水準評価項目
医療水準評価項目	クリニカルインディケータ	診療領域ごとに数十から数百項目
専門医制度との連携		
	専門医研修施設資格として登録が必要	専門医新規申請・更新申請に利用
quality assurance		
	入力手引き書AIS90（update 98）作成，発行 AISコーディングコースの開催 委員会によるデータ洗浄，欠損値の確認	症例登録時エラーチェック データ集積後データチェック 施設訪問によるデータの検証 e-ラーニングによる入力講習（予定）
倫理的配慮		
倫理委員会審査	各施設にて考慮	NCD倫理委員会で一括審査，各施設にて審査
承諾書	基本的に必要なし	基本的に必要なし
データの公開・利用		
利用方法の管理	日本外傷学会トラウマレジストリー検討委員会	データベース委員会
公開の方法	年次報告をウェブに公開 OLAP機能 洗浄データを各施設に開示，二次利用 論文一覧をウェブに公開	各種委員会により専門誌，ウェブ上で公開

JACVSD）が比較的早期から整備されていた。これは米国胸部外科学会のデータベース（STS National Database）を参考に作成されたもので，2001年8月よりインターネットを介した運用が開始され，2012年10月までに486施設が参加し約20万例の心血管手術症例が登録されている。2011年から登録はNCDに統合されたものの，心臓・血管手術についてはJCVSDが要求する術前リスクや術後アウトカムも含めた項目の入力が継続されている。データベースにデータ解析機能（Japan SCORE）をもつこと，データは参加施設に公開されて疫学研究に利用されているなど，JTDBに共通する点も多い。データの質の管理に関しても，月に1施設のSite Visitが行われ，年2回のデータマネージャー会議が開催されているなど先進的な活動を行っている[4]。

2 日本外傷データバンクとの比較

JTDBは，本邦の外傷診療情報を集積・分析し，外傷治療の実態・治療成績を明らかにするとともに，その情報を活用することによって施設・地域・国単位での診療の質を評価し，外傷診療の質の向上に寄与することを目的に2003年に設立された。構造（structure）や結果（outcome）だけでなく，外傷診療の質の評価に欠かすことのできない時間的要素を取り入れたクリニカルインディケータを開設当初より設定していることは特筆すべきことであり，この時期においてウェブ入力や新たな質的評価指標を盛り込んだ国内における先駆的レジストリーといえる。

ウェブ上での入力はシステムの反応が鈍く入力に時間を要するとの問題点を抱えていたが、スタンドアロンデータ転送ソフトが使用可能になり、今後、入力業務の労力軽減につながるものと期待される。また、入力項目数が93項目と多いことが問題視されているが、諸外国でのトラウマレジストリーにおける入力項目は100前後（13〜300項目）が多く標準的とも考えられる[5]。効果的な質の評価を行うためにはある程度の入力項目数は必要となるであろう。この点に関して基本情報を最小限に抑え、必要に応じて詳細情報を追加するなどのシステム上の工夫を行っている症例登録制度もみられ、入力に伴う負担感覚を軽減することは登録症例数の増加に有効であろう。また今後、救急患者管理システム等の救急に特化した部門システムがより一般化することが予想される。これらのシステムや自施設でのデータベースとのスムーズな連携・自動入力などは入力の効率化に役立つと考えられる。

　全国における外傷診療の実態を正しく評価するには、外傷診療を行う施設がもれなく、かつ正確にデータの登録を行うことが欠かせない。JTDBの登録数は年々増加してきているものの、症例登録への参加はこれまで各施設の自発的意思に任されていた。外傷専門医制度の設立に伴い、外傷専門医研修施設認定の要項に「JTDBの施設会員であり、AIS 3以上の症例を年間50例以上、3年以上継続して登録していること」という項目が盛り込まれ、今後さらに参加施設ならびに登録症例数の増加が期待される。一方、NCDなど他学会では個人の専門医申請・更新にレジストリー制度を利用しているところもあり、施設要項に比べて個人の資格に直結する仕組みのほうがデータ登録に対するインセンティブが高くなると予想され、登録症例数を増やす方策として、個人レベルでの専門医制度とレジストリーの連携も視野に入れていく必要があろう。

　登録症例数増加への努力と同時に、データバンクの信頼性を確保するためには、入力されるデータの質を担保するための仕組みが必要である。JTDBでは開設当初からデータの質を保つために、AISコーディングの手引き書であるAIS90 update 98の作成やAISコーディングコースの開催によるレジストラの教育・育成を行い、また集積されたデータの洗浄によるモニタリングを行ってきた。この過程のなかでJTDBデータには欠損値が多く含まれていることが明らかとなり、東平らによると転帰データの欠損率は28.2％に及ぶことが報告されている[6]。質の向上に対する他学会の試みとしては、症例登録時におけるデータ入力エラーチェック機能の導入やデータ集積後の定期的なデータチェック、データマネージャー会議による課題の共有・改善、学会による定期的な施設訪問などが行われている。データ入力に関する教育・トレーニングではインターネットを利用したeラーニングの導入がNCDで検討されている。入力精度の高いデータは、外傷診療の現状を正しく評価する基盤となるのみならず、蓄積されたデータを利用した疫学研究を行ううえでも欠かすことができない。日本外傷学会トラウマレジストリー検討委員会では欠損値の多い施設に対してフィードバックによる欠損率改善などを図っているが、引き続きデータのクオリティを上げるための努力を続ける必要がある。

　今後もさらに発展が予想される新しいレジストリー制度から、学ぶべき点は柔軟に取り入れ、設立当初からの目的である外傷データの蓄積による根拠に基づいた診療の質の評価、ならびに学術的検討による外傷診療の質向上に寄与すべく、制度の改善を行っていくことが望まれる。

重要な用語

Site Visit

　参加施設の適性を確認するため、事業運営組織が各施設を現地視察し、施設認定基準や設備・人員配置の遵守、適切な運用、記録等を検査すること。

クリニカルインディケータ

　医療の質の向上を目的として、診療の状況や転帰などを数値化し、施設間および経時的変化を評価・分析するための指標。

文　献

1) 日本移植学会．http://www.asas.or.jp/jst/
2) 日本腎臓学会．http://www.jsn.or.jp/
3) National Clinical Database．http://www.ncd.or.jp/
4) 日本成人心臓血管外科手術データベース．http://www.jacvsd.umin.jp/

5) 東平日出夫:各国の外傷登録制度の比較.日本外傷学会雑誌　2012;26:28-35.
6) 東平日出夫,松岡哲也,渡部広明,他:日本外傷データバンクにおけるデータ欠損の特徴.日本救急医学会雑誌　2011;22:147-55.

（増野智彦）

第2章
本邦の外傷登録

1 本邦の外傷登録

1 本邦の外傷統計情報について

　本邦の外傷統計情報は，従来から警察庁事故統計，厚生労働省人口動態統計，あるいは総務省消防庁の救急・救助の現況などから得ることができる。たとえば，交通事故死亡者の統計について，新聞やテレビで言及されるときには警察庁事故統計が用いられ，事故発生から24時間以内に死亡した場合のデータが利用されることが多く，基本的には24時間以内の死者数である。警察庁事故統計には，そのほかに30日以内に死亡したデータもあり，交通事故による統計情報としては有用性が高い。警察庁事故統計は警察庁が毎年とりまとめている情報で，交通事故の発生件数，死者数，負傷者数などを知ることができる。死者数および負傷者数は自動車1万台あたり，あるいは人口10万人あたりについても明らかにされている。しかしながら，交通事故の死亡者数の統計は，厚生労働省の人口動態統計からも得ることができ，年間の死亡者を死因別に分類している。交通事故による死亡者（当該年に死亡した者のうち，死因が交通事故によるもの。ただし，交通事故後1年を超えて死亡した者や後遺症により死亡した者を除く）が死因の1つとして集計されている。2つの記述統計を比較した場合に留意すべき点は，警察庁事故統計は総人口が対象で在日外国人も含んでいるが，厚生労働省人口動態統計（年報）は（日本に在住する）日本人が対象になっている。総務省消防庁が公表している救急・救助の現況では，平成23年度に交通事故で救助活動した件数は16,194件で，前年と比較して391件減った。しかしながら，救助隊等が実際に活動した救助活動件数総数の57,641件のなかでは，建物等による事故の20,783件に次いで2番目である[1]。このような外傷統計情報は，各省庁が独自に集計して公表しているが，省庁間での連携に基づく外傷記述統計は本邦にはないのが実情である。

　これらの外傷統計情報によると，交通事故死亡者数は戦後の高度経済成長期に自動車保有率の上昇と呼応して増加し，年間1万人以上が事故死していた。1970年には交通事故で年間16,765人が死亡（警察庁事故統計）し，交通事故死の最も多い年であった。当時の犠牲者は多くが歩行者であり，特に幼児が半数以上を占めていた。警察や道路管理者などが教育と対策に取り組んだことで，事故件数および事故死とも一次的に減少した。その後1980年代から再び増加してバブル経済中の1988年に1万人を超えたが，1993年以降は再び減少に転じた。1970年代後半からの交通事故犠牲者は運転中の乗員が主であったが，自動車業界の努力によってシートベルト，エアバッグ，衝撃吸収ボディなどといった車両側の安全装備の向上が，事故死が減った最大の功績といえる。2012年の死者数は4,411人で前年と比較して201人減少した。ただし，24時間以内死者数の減少は，救急医療の発達によって24時間以上生存している負傷者が増加したからともいえる。なお，交通事故発生件数は1990年代より増加傾向にあり，1999〜2007年までは連続して負傷者数100万人を突破し，2004年は952,191件と過去最悪を記録している。その後はガソリン高騰による交通量の減少や取締り等の強化により漸減傾向を示しつつあるが，世界的には交通事故件数は自動車保有台数に比例して増加し続けている。

　なお，2012年の警察庁事故統計によると，外傷による本邦の年間死亡者数は23,813人であり，外傷を含む不慮の事故が1〜19歳では1位，20〜29歳で2位，30〜39歳で3位であり，外傷等の不慮の事故が小児，青壮年の主たる死因といえる。したがって，外傷による死亡が将来の社会活動や生産性を低下させる一因となり，社会保障の重要な課題の1つであることがわかる。また，外傷患者の初診患者数が年間約700万人，救急初診が300万人弱，入院患者が約100万人であり，医療機関として外傷はきわめて多い診療対象といえる[2]。

2 日本外傷データバンクの設立

　省庁間での連携に基づく外傷統計が本邦にないこ

とは先に述べたが，医療サイドにおける外傷患者登録制度(トラウマレジストリー)も以前はなかった。そこで，日本外傷学会と日本救急医学会が2003年10月に日本外傷データバンク(Japan Trauma Data Bank：JTDB)を立ち上げ，2004年1月から正式な運用を開始した。現在では日本外傷診療研究機構(Japan Trauma Care and Research：JTCR)がJTDBの管理・運営を行っているが，日本外傷学会のトラウマレジストリー検討委員会が実質的な企画・活動を担当している。設立の趣旨と目的は，日本全国における外傷治療の詳細な臨床データを収集し，診療の実態や標準的な治療成績を明らかにすることで外傷治療の質的な評価を可能にし，本邦の診療の質向上に貢献することである。

外傷患者を診るうえで最も大切なことは防ぎえた外傷死(preventable trauma death：PTD)を発生させないことである。すなわち，救うことのできる重症外傷患者を確実に救命することが最重要であり，緊急度と重症度を身体所見とバイタル・サインから判断し，タイムリーに救命処置することが肝要である。PTDを防ぐためには病院前を含めて医療システムを改善していかなければならず，そのためにはPTDの発生と頻度を客観的に分析する必要がある。米国外科学会外傷委員会(American College of Surgeons Committee on Trauma：ACS-COT)のChampionら[3]が提唱したTRISS法の外傷症例予測生存率(probability of survival：Ps)は，解剖学的な重症度を示すInjury Severity Score (ISS)，生理学的な重症度を示すRevised Trauma Score (RTS)，および年齢の独立項目から構成され，このTRISS法が現在PTDを決めるための世界的な標準手法といえる。PTDを科学的に求める手法が確立されたことを受けて，米国では米国外科学会が主導して1997年にトラウマレジストリーであるNational Trauma Data Bank (NTDB)が設立され，本邦においては2003年10月にJTDBが誕生した。

JTDBが誕生した2003年から遡ること8年，小関らは1995年から多施設共同研究(Emergency Medical Study Group for Quality：EMSQ研究会)を実施し，2001年に外傷患者登録データを用いた予後予測モデル，日本版TRISS (J-TRISS)を発表した[4]。このJ-TRISSは，1994〜1998年までの間にEMSQ研究会に参加した13施設から登録された鈍的外傷患者4,747例を対象とし，ロジスティック回帰分析を用いて作成された予後予測式である。ただし，原法のTRISSと異なり，Abbreviated Injury Scale (AIS) 5以上を有する重症頭部外傷を2値変数(0または1)として加えた予測式であるところに特徴がある。EMSQ研究会の症例を用いた検討では，TRISS原法とJ-TRISSの予後予測の感度は98.4%と97.1%，特異度は71.4%と79.7%，予測適中率は93.0%と93.6%，そしてROC曲線下面積は0.968と0.973であり，2群間に統計学的な有意差はないものの，J-TRISSが原法を上回った。また，鈍的外傷による死亡942症例のunexpected deathの頻度は，TRISS原法で26.9% (253例)であったのに対し，J-TRISSでは18.7% (176例)であり，J-TRISSはTRISS原法と比較して，有意にunexpected deathが減っていた。TRISS法は1980年代の北米の外傷治療データを基盤に算出された予測式であるため，外傷システムの異なる本邦での適用には従来から問題があるものと指摘されていた。J-TRISSは日本の症例を用いて作成され，原法よりも重症頭部外傷のunexpected deathを減少させたことは特筆される。そして，EMSQ研究会における研究活動と分析結果等によって，本邦における全国レベルのトラウマレジストリーの設立が提案され，JTDBの誕生に繋がった。

3 日本外傷データバンクの現状

JTDBは外傷症例をインターネットのウェブサイトから登録することに特徴があるものの，登録項目が多いところに難点がある。入力項目は患者初期情報，病院前情報，転送情報，来院時病態，初療時の検査と処置，診断名と損傷重症度，入院退院情報にわたり，各項目における細目の合計は93に及ぶ。そのうち52細目が必須であり，医師のみならず，看護師，診療情報管理士等の努力によって症例登録がなされている。JTDBの参加登録施設は年々増えており(図Ⅱ-1)，2012年7月現在，北海道から沖縄まで全国約200の登録施設から，10万症例以上の情報がJTDBに入力されている。JTDBの参加登録施設は，日本全国から登録された包括的情報もしくは自施設の臨床評価指標を，インターネットのウェブサイトからonline analytical processing (OLAP)

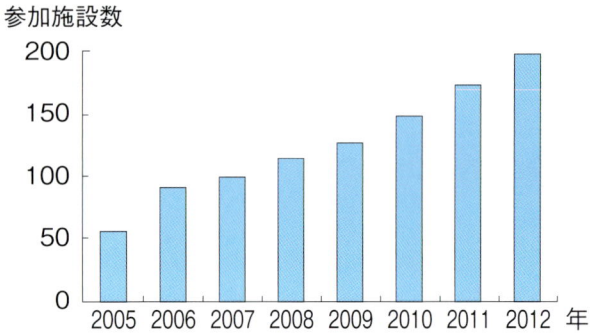

図Ⅱ-1　日本外傷データバンク参加登録施設数

表Ⅱ-1　日本外傷データバンク洗浄データの開示

1回目	2004～2007年：20,257症例
2回目	2004～2008年：29,563症例
3回目	2004～2009年：42,336症例
4回目	2004～2010年：70,683症例
5回目	2004～2011年：94,664症例

日本外傷データバンク（JTDB）では2008年10月に初めて2004～2007年までの20,257症例の洗浄データ（個人特定不能）を参加登録施設に開示した．現在，JTDB参加登録施設を中心に研究が行われている．なお，JTDB患者登録数は2012年7月現在で，10万症例を超えている．

機能によってリアルタイムに近い状態で知ることができる．また，自施設から入力したデータはいつでも自由にダウンロードすることができ，個々の施設のデータベースとして活用できる．さらに，JTDBでは和文および英文の年次報告を毎年公表し，これらの年次報告はインターネットから誰でもダウンロードできる（http://www.jtcr-jatec.org/traumabank/dataroom/dataroom.htm）．

TRISSの解剖学的な重症度項目であるISSは，1974年にBakerらによって提唱され，多発外傷の重症度を決める世界標準といって過言でない．ISSはAISをもとにした多発外傷を評価する手法であり，そのスコア決定はAISのコーディングに基づく．TRISSがISSで規定され，そのISSがAIS90 update 98によるコーディングが基盤になっているので，JTDBの質を担保するにはAISの正確なコーディング入力が必要である．JTDBの管理・運営を司るJTCRは，2006年1月に「AISコーディングコース開催に関する覚え書き」を米国自動車医学振興協会（Association for the Advancement of Automotive Medicine：AAAM）と交わし，以後，医師，看護師，診療情報管理士を対象としたAISコーディングコースを平成24年度末までに27回開催している．このコースで用いているテキストは，AIS90 update 98の日本語対訳版であり，日本外傷学会Trauma registry検討委員会，および財団法人日本自動車研究所（現，一般財団法人日本自動車研究所）で監訳し，2003年9月に刊行されたものである[5]．AISコーディングコースは，JTDBの質を上げるために欠かせない活動といえる．

4　日本外傷データバンクにおける今後の展望

JTDBでは2008年10月に2004～2007年までの全20,257症例の洗浄データを初めて参加登録施設（JTCR団体施設）に開示し，2009年度29,563症例，2010年度42,336症例，2011年度70,683症例，2012年には2004～2011年までの94,664症例を開示した（表Ⅱ-1）．現在ではJTDB登録症例は10万例を突破している．また，JTDBの洗浄データが参加登録施設に開示されたことで，多くの施設でJTDBデータを利用した研究活動が行われ，学会発表や論文掲載がなされている．JTDBでは，MEDLINE，Scopus，医学中央雑誌，CiNii，J-STAGE，Science Links，Google Scholar等のデータベースを用いて検索（日本外傷データバンク，JTDB，Japan Trauma Data Bankのキーワードを用いた検索）し，業績をまとめている．この文献リストは，JTDBのホームページ（https://www.jtcr-jatec.org/traumabank/dataroom/dataroom.htm）から自由にダウンロードできる．本邦における外傷疫学研究が今後も活発になっていくことを期待したい．

前述したとおり，AIS90 update 98の日本語対訳版はJTCRが主催するAISコーディングコースの教本として使用されるなど，JTDB入力データの質向上に寄与してきた．しかしながら，外傷診療の質評価においてAIS2005の国際的な導入が進んでいることを鑑みて，アップデート版であるAIS2005 update 2008の翻訳を既に完了しており，新版として刊行したいと考えている．米国のトラウマレジストリーであるNTDBあるいは本邦のJTDBのコーディ

ングにおいて，現時点ではAIS90 update 98が用いられているが，AIS2005 update 2008を基盤にコーディングされる日が近い将来くるものと考えられる。NTDBがAIS2005 update 2008に切り換えれば，JTDBでもAISコーディングコースを改変し，新たなコーディングに対応できるように準備できればと考えている。

JTDBの特徴の1つであるインターネットのウェブサイトからの入力については，設立当初から多忙な医師が行うには難点があることを指摘されていた。それは，インターネットでの入力に対する画面の反応が鈍く（設立当初は特に鈍かった），入力に多くの時間を費やす必要があったからである。このような経緯から，スタンドアローン型のデータ転送ソフトの開発はJTDBの念願であった。JTCRでは2012年6月にデータ転送ソフトを完成させ，参加登録施設であればJTDBのホームページから自由にダウンロードできるようになった。このことにより，参加登録施設のデータ入力に関する労苦が少しでも軽減されることを望む。また，タスクフォースで作成している年次報告については，プログラミング化して自動的に作成されるような機能を付与できればと考えている。

現在のJTDBのウィークポイントは，サーバが米国にあることである。財政的に大きな問題があるものの，近い将来，日本に移す方向で検討したい。その際には現在の多すぎる入力項目を整理し，合理的なものにするとともに，転帰などの重要項目で入力漏れがなくなるようアラーム機能等を付与し，欠損値を減らすことでデータベースとしての質向上をめざしていかなければならない。

参加登録施設へ洗浄データを開示し，本邦における外傷疫学研究が発展するための基盤を整えることが，日本外傷学会トラウマレジストリー検討委員会の重要な仕事といえる。さらに，委員会自体でも学術的な研究を実施して委員会活動をさらに活発化させ，本邦の外傷診療の質向上に貢献したい。ご存知のとおり，JTDBへの症例登録が日本外傷学会専門医制度にも取り入れられた。今後，外傷症例登録制度に参加していることが病院機能評価の1つとして求められる時代がくるものと考える。JTDBのさらなる発展を期待する。

重要な用語

トラウマレジストリー

外傷患者登録制度の英訳で，米国ではNational Trauma Data Bank（NTDB），本邦では日本外傷データバンク（JTDB）が代表的なものである。

EMSQ研究会

日本外傷学会トラウマレジストリー検討委員会の初代委員長である小関一英が日本外傷データバンク（JTDB）を設立する以前の1995年に発足させた多施設共同研究グループで，Emergency Medical Study Group for Qualityの略称である。EMSQ研究会は13施設で構成され，1994～1998年までの間に実施した多施設共同研究から，本邦の予後予測式である日本版TRISS（J-TRISS）を2001年に発表した。このEMSQ研究会の活動が，本邦の外傷診療の質向上をめざすJTDBの設立に繋がった。

OLAP

online analytical processingの略で，インターネットのウェブサイト上の機能をさす。日本外傷データバンク（JTDB）の参加登録施設は，日本全国から登録された包括的情報および自施設の臨床評価指標をこのOLAP機能によってリアルタイムに近い状態で知ることができる。

文献

1) 総務省消防庁：平成24年版救急・救助の現状．2012. http://www.fdma.go.jp/neuter/topics/houdou/h24/2411/241130_1houdou/02_houdoushiryou.pdf
2) 総務省消防庁：平成23年版救急・救助の現況．2011.
3) Champion HR, Copes WS, Sacco WJ, et al.：The Major Trauma Outcome Study: establishing national norms for trauma. J Trauma 1990; 30: 1356-65.
4) 小関一英，坂本哲也，杉本勝彦，他：Trauma registryによって構築した日本版TRISSによる外傷重症度評価法．日本外傷学会雑誌　2001；15：310-1.
5) Association for the Advancement of Automotive Medicine著，日本外傷学会，財団法人日本自動車研究所監訳：AIS90 Update 98：日本語対訳版．へるす出版，東京，2003.

（齋藤大蔵）

2 日本外傷データバンクシステムの機能と将来構想

1 データバンクの目的

第1章の3節「診療の質向上とアウトカムの改善への効果」で述べたように，外傷登録（データバンク）には，医療の質の向上という目的があり，そのためには，集積されたデータから，質改善に資する情報をつくり出すことが重要になる。

本節では，データから情報をつくり出すプロセスにおけるInformation and Communication Technology（ICTあるいはIT）の役割と活用方法，そして，日本外傷データバンク（JTDB）の機能，そして，現在，追加開発中であるver 3.0，さらにはその先にあるデータ統合と意思決定支援のための仕組みづくりについて述べる。

2 現在の日本外傷データバンク（ver 2.0）

現在のJTDB（ver 2.0）では，2種類の方法で症例登録が可能である。1つはver 1.0からあったウェブ版のアプリケーション（ウェブ版JTDB）に登録する方法で，こちらは登録する際にインターネットへの接続が必要である。もう1つはver 2.0から加えられたスタンドアローンで動作するソフトウェアROOT Q for Trauma（Registry system Over Organizations Toward Quality improvement）を利用して，オフラインを含めたコンピュータで登録しておき，定期的にオンラインでウェブ版JTDBにアップロードを行う方法である。ウェブ版JTDBは2004年1月1日から，ROOT Q for Traumaは2012年5月19日から運用を開始している。

現在のウェブ版JTDBの画面の一例を図Ⅱ-2に示

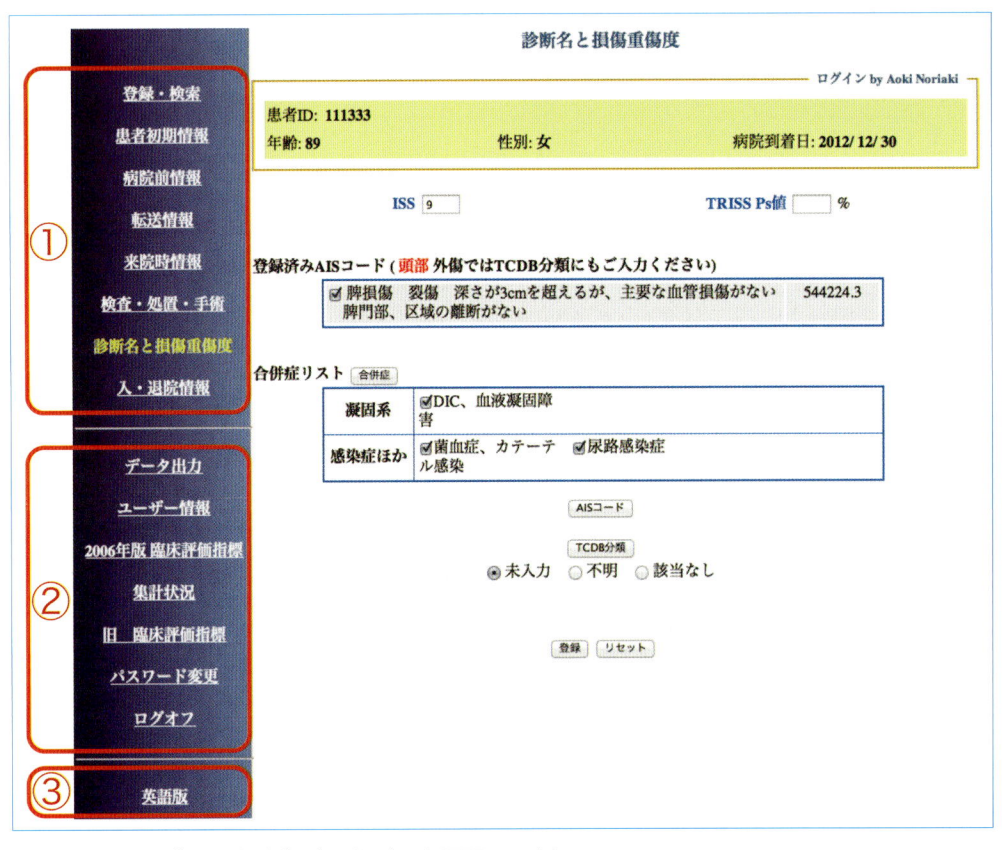

図Ⅱ-2　ウェブ版日本外傷データバンク画面の一例

した。左側のメニューは，①入力機能，②出力・管理・情報提供機能，③多言語対応機能の3つに分かれている

1）ウェブ版日本外傷データバンクの機能

（1）入力機能

入力機能としては，下記の8種類の患者情報がどの順番でも入力可能になっている。さらに「入力完了」のチェックをつけることで入力完了か未完了かを区別できるようになっている。

　①患者の登録・検索画面
　②患者初期情報（例：受傷日時，外傷の分類，受傷機転，など）
　③病院前情報（例：覚知から病着までの時間経過，病院前処置，現場のバイタル，など）
　④転送情報（例：転送元の病院情報，転送元病院出発日時，など）
　⑤来院時情報（例：来院時のバイタル，既往歴，など）
　⑥検査・処置・手術（例：画像検査の部位・日時，FASTの有無，手術あるいは緊急処置の内容・日時など）
　⑦診断名と損傷重症度（例：AISコード，TCDB分類，合併症，など）
　⑧入・退院情報（例：FIM，転帰，など）

（2）出力・管理・情報提供機能

各施設のユーザーは，データ項目，必要な期間を指定したうえで，登録したデータをCSVの形でダウンロード可能である。

施設ごとの管理者は各施設のユーザーの追加と権限の無効化（アクセスができなくなる）の設定ができる。JTDBの管理者である日本外傷診療研究機構（JTCR）は施設の追加と無効化，施設ごとの管理者の設定を行うことができる。ユーザーは自身のパスワードを変更可能である。

各施設別に年ごと，四半期ごと，月ごとの登録状況をドリルダウンして閲覧することが可能である。自施設以外の施設はすべて匿名化された状態で施設別の登録者数を表とグラフで閲覧できる。

また，2006年度の日本外傷学会トラウマレジストリー検討委員会で試験的に決められた活動度指標（performance indicator；第1章の3節「診療の質向上とアウトカムの改善への効果」を参照）のなかで，プロセス指標として「FAST（Focused Assessment with Sonography for Trauma）の実施割合」，アウトカム指標のなかで「死亡者のなかに占めるTRISSにおける予測生存率（probability of survival：Ps）が50％以上の症例が占める割合」を試験的にフィードバックしている。これらの指標は，ある時期における他施設との比較を行う「横断的比較」と自施設における経時的な変化を見る「経時的比較」の2つのベンチマーキングが可能である。

横断的比較（図Ⅱ-3）では，時期（年，四半期，月を単位とすることが可能）と地域（全国，地方区分，都道府県ごと）を単位としたベンチマーキングが可能である。登録状況と同様に自施設以外の施設は匿名で表示される。また，自施設における該当症例数，非該当症例数をクリックすると個々の症例にあたることができ，peer reviewを行うことが可能である。

経時的比較（図Ⅱ-4a・b）では，年，四半期，月を単位として，自施設，都道府県内平均，地方における平均，全国平均と比較した経時的な指標の推移を閲覧することができる。横断的推移と同様に自施設における該当症例数，非該当症例数をクリックすると，横断的比較同様に個々の症例にあたることが可能である。

（3）多言語対応機能

JTDBウェブ版は多言語対応である。現時点で利用可能な言語は英語と日本語であるが，表示される文字やコードはすべてデータベースに格納されており，翻訳をデータベースに加えることで他の言語での利用も可能である。

2）ROOT Q for Traumaの機能

基本的にROOT Q for Traumaはウェブ版JTDBの入力機能に加えて，①CSVあるいはXMLデータの取り込み機能，②ウェブ版JTDBへのデータアップロードおよびデータダウンロード機能をもっている。

（1）CSVあるいはXMLデータの取り込み機能

救急の部門システムなどの病院における情報シス

第2章　本邦の外傷登録

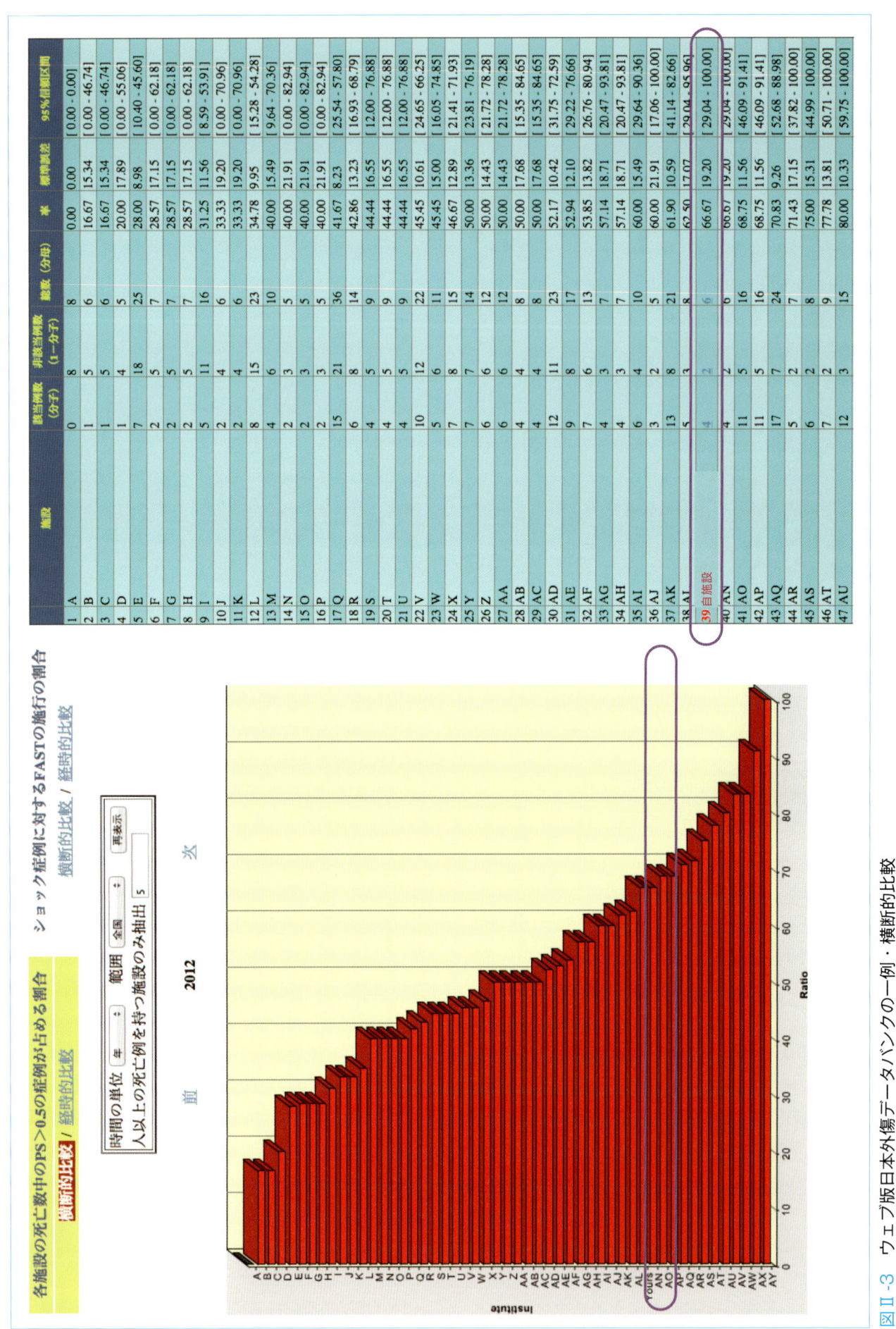

図Ⅱ-3　ウェブ版日本外傷データバンクの一例・横断的比較

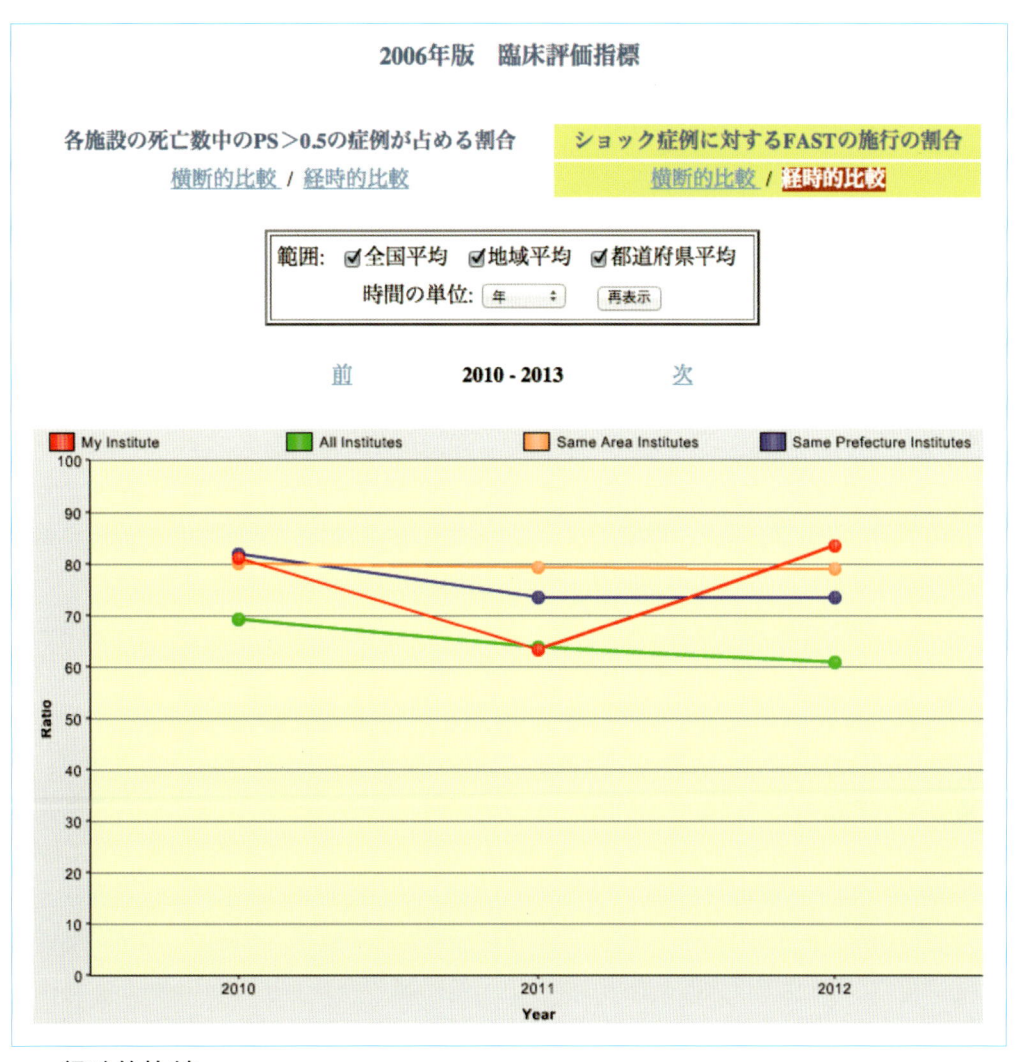

2 日本外傷データバンクシステムの機能と将来構想

2006年版 臨床評価指標

各施設の死亡数中のPS＞0.5の症例が占める割合　ショック症例に対するFASTの施行の割合
横断的比較 / 経時的比較　　　　　　　　　　　　横断的比較 / **経時的比較**

範囲: ☑全国平均 ☑地域平均 ☑都道府県平均
時間の単位: 年　[再表示]

前　　2010 - 2013　　次

Year	My Institute	All Institutes	Same Area Institutes	Same Prefecture Institutes
2010	81	69	80	82
2011	63	64	79	73
2012	83	61	79	73

a　経時的比較

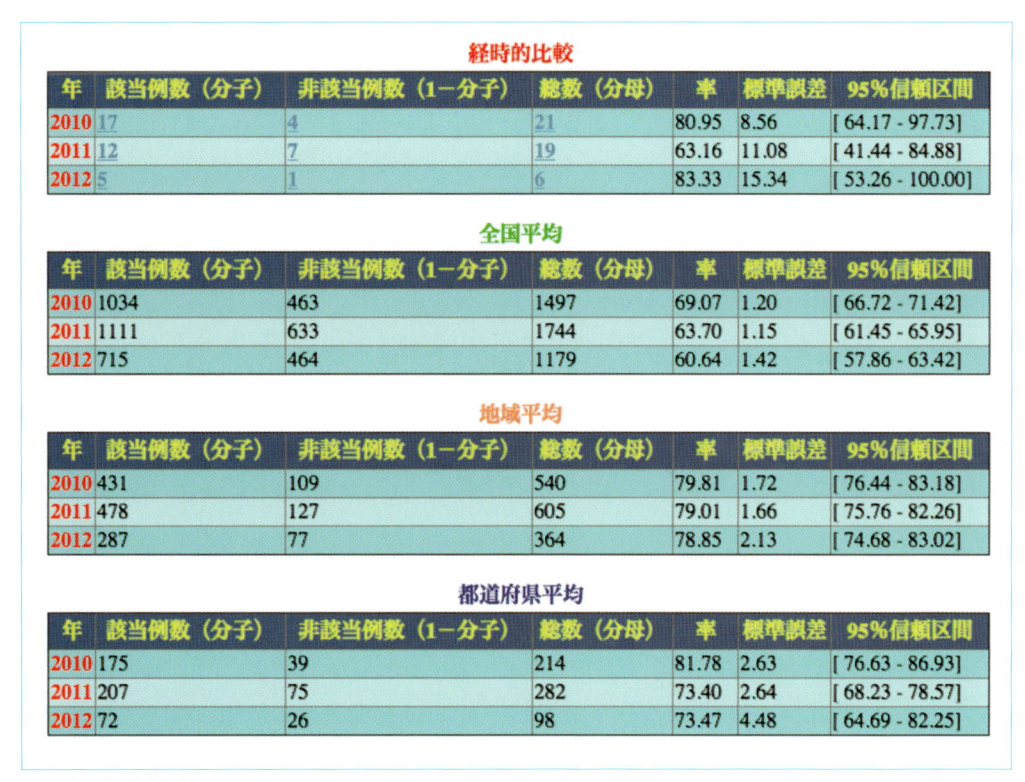

経時的比較

年	該当例数（分子）	非該当例数（1−分子）	総数（分母）	率	標準誤差	95%信頼区間
2010	17	4	21	80.95	8.56	[64.17 - 97.73]
2011	12	7	19	63.16	11.08	[41.44 - 84.88]
2012	5	1	6	83.33	15.34	[53.26 - 100.00]

全国平均

年	該当例数（分子）	非該当例数（1−分子）	総数（分母）	率	標準誤差	95%信頼区間
2010	1034	463	1497	69.07	1.20	[66.72 - 71.42]
2011	1111	633	1744	63.70	1.15	[61.45 - 65.95]
2012	715	464	1179	60.64	1.42	[57.86 - 63.42]

地域平均

年	該当例数（分子）	非該当例数（1−分子）	総数（分母）	率	標準誤差	95%信頼区間
2010	431	109	540	79.81	1.72	[76.44 - 83.18]
2011	478	127	605	79.01	1.66	[75.76 - 82.26]
2012	287	77	364	78.85	2.13	[74.68 - 83.02]

都道府県平均

年	該当例数（分子）	非該当例数（1−分子）	総数（分母）	率	標準誤差	95%信頼区間
2010	175	39	214	81.78	2.63	[76.63 - 86.93]
2011	207	75	282	73.40	2.64	[68.23 - 78.57]
2012	72	26	98	73.47	4.48	[64.69 - 82.25]

b　経時的比較

図Ⅱ-4　ウェブ版日本外傷データバンクの一例・経時的比較

テムから抽出したデータをJTDBのデータ形式に変換し，JTDBに取り込める機能を実装している。まず，初期設定として病院情報システムにおけるデータ形式とJTDBのデータ形式の変換ルールを設定してしまえば，2回目以降は出力ファイルを自動的にJTDB形式に変換し，ROOT Q for Traumaに取り込むことが可能である。そのうえで，病院情報システムのデータでは不足している部分を追加していくことになる。

(2) ウェブ版日本外傷データバンクへのデータアップロードおよびデータダウンロード機能

ウェブ版JTDBとROOT Q for Traumaはシームレスに連動している。ROOT Q for Traumaで入力されたデータは，アップロード機能を利用することで，ウェブ版で入力されたデータとウェブサーバのデータベース上で統合される。統合されたデータはウェブ版JTDBからも閲覧が可能であると同時に，ROOT Q for Traumaに自施設のデータをすべてダウンロードして保存することも可能である。ウェブ版JTDBとROOT Q for Traumaのデータは常にシンクロしており，同一症例を双方で入力した場合には，入力された日時が新しいほうのデータが採用される。

3　日本外傷データバンクの将来構想

現在のJTDBを救急・外傷診療の質の向上に役立つ形に昇華していくためには，①データの垂直統合と水平統合を行うこと，②データの処理，分析，レポートなどの情報の作成にかかる手間を軽減すること，③情報を定期的に消防，医療機関，行政やメディカルコントロール（MC）などの協議会，さらには住民に対してフィードバックする仕組みづくりを整えることが課題となってくる。

1）日本外傷データバンクにおけるデータ統合

われわれのグループでは，これらの課題を解決するために，救急医療管制・意思決定支援システム（emergency Medical Alliance for Total Coordination in Healthcare：e-MATCH）の設計・開発，および導入・運用を行ってきた。e-MATCHでは，救急隊が現場における患者の観察所見や疑い疾患をタブレット端末にタップで記録することで，都道府県の搬送実施基準あるいは緊急度判定のルールに基づいて，その時点における適切な搬送先候補を提示したうえで，搬送先候補の医療機関と患者の観察情報を共有することで適切な搬送先の決定を支援する。また，記録されたデータから，地域ごとの救急医療の状況の定量化と地理情報システムによる視覚化を行うことで，救急医療を評価する指標や搬送困難事例の詳細を定期的に消防，医療機関，行政，MC協議会にフィードバックすることが可能である。

将来的には，e-MATCHの119における入電時のデータ，救急隊の現場における観察データ，医療機関における検査，診断名，治療・処置・手術，転帰の記録のなかにJTDBに必要な項目を統合し，e-MATCHに記録すると同時にJTDBに登録される形をめざしている。

2）日本外傷データバンクにおけるデータ処理・分析・レポート作成とフィードバック

JTDB ver 3.0では，JTDB参加施設に対して，活動度測定指標や各種の記述統計を月次報告，および四半期レポートとして提供していく予定である。これらのレポートを有効に活用していくことで，PDSAサイクルに役立てられ，救急・外傷診療の質向上，ひいてはアウトカムの改善につながることが期待される。

（青木則明）

3 日本外傷データバンクの開発，運用，管理（JTCRとCHORD-Jの役割）

1 日本外傷データバンクの設計と開発

　日本外傷データバンク（JTDB）は，平成13～14年度の厚生労働科学研究費補助金「院内の疾病登録を利用した心筋梗塞及び脳卒中の治療法等の向上に関する研究」（主任：有賀徹）の研究費でシステムの設計と開発が行われた。

　同研究班では，複数の施設で患者の診療情報を共有するシステムを構築するうえで，①電子的に収集・共有すべき項目，②個人に関する診療情報の保護，③インフォームド・コンセントのあり方についてのルールづくりを行った。当時，日本では，まだ個人情報保護法（個人情報の保護に関する法律，2005年全面施行）が制定されていなかったこともあり，2003年4月に施行されていた米国のHIPAA法（Health Insurance Portability and Accountability Act；米国における医療保険の相互運用性と説明責任に関する法律）を参考に，電子化された医療情報を共有するうえで医療機関が遵守すべきルールについての検証を行った。その結果，①氏名や生年月日などの個人を特定する情報は含めない，②参加施設は外傷データ登録に参加していることを明示し，患者にオプトアウトの機会を準備する，③JTDBは人体から採取された試料を用いず，既存資料等のみを用いる観察研究であるため，直接的なインフォームド・コンセントを取得せずに行うなどのルールを定めた。これらのルールは現状の「疫学研究に関する倫理指針」にもマッチした内容になっている。

　また，これらのルールに沿ったセキュリティ要件を満たしたシステムの設計・構築をするために，テキサス大学健康情報科学大学院（University of Texas Health Science Center at Houston，〔School of Health Information Sciences，2010年にSchool of Biomedical Informaticsに名称変更〕）に所属する筆者が他のファカルティの協力を得て，テキサス大学の医療機関で患者情報を扱うのと同等のセキュリティをもつシステムの設計と構築を行い，2003年10月からの試験運用期間を経て，2004年1月1日より正式な運用を開始した。

2 日本外傷データバンクの運用と管理

　JTDBの運用開始後，特定非営利活動法人（NPO）ヘルスサービスR&Dセンター（CHORD-J〔Center for Health Service, Outcomes Research and Development-Japan；コード・ジェイ〕）が運用窓口となった。CHORD-Jは，テキサス大学健康情報科学大学院のファカルティメンバーと日本の医療従事者が協同で，パブリックヘルス分野における情報の活用やマネジメントを通じて医療の質向上を図る目的で設立したNPOである。

　その後，「防ぎえた外傷死」（PTD）を減らすべく，米国で始まったATLS（Advanced Trauma Life Support）に準じて日本救急医学会と日本外傷学会が協力して開発したJATEC（Japan Advanced Trauma Evaluation and Care）の普及のために2005年に設立された日本外傷診療研究機構（Japan Trauma Care and Research：JTCR）が，JTDBの管理を行うことになった。CHORD-Jは，引き続き，JTDBの運用・管理・改修を行うと同時に，JTDBを含め，消防法の改正による搬送実施基準の制定や，電話相談，緊急度判定などを統合的に見据えた形での救急・外傷医療の質改善にかかわる支援を行っている（本章2節の「日本外傷データバンクシステムの機能と将来構想」参照）。

　JTCRのウェブサイトの「日本外傷データバンク」のページ（http://www.jtcr-jatec.org/traumabank/index.htm）では，JTDBへの参加申し込みの受付，年次報告（日本語版・英語版）やJTDBに関連する業績リストのダウンロード，JTDBスタンドアローンソフトであるROOT Q for Traumaのソフトウェアやアップデータのダウンロードを行うことができる。

重要な用語

HIPAA法

HIPAA法（Health Insurance Portability and Accountability Act；米国における医療保険の相互運用性と説明責任に関する法律）は，1996年に米国で制定された，個人の特定が可能な医療情報のプライバシーを保護し，患者がもつそれらの権利に配慮した包括的な連邦法である．同時に，患者へのケアや他の重要な目的のために，個人の特定が可能な医療情報を正しく活用することとバランスをとることを念頭においている．2009年には，「経済的および臨床的健全性のための医療情報技術に関する法律（Health Information Technology for Economic and Clinical Health Act：HITECH）」のなかでさらにその規則が強化された．

疫学研究に関する倫理指針

研究対象者の個人の尊厳と人権を守るとともに，研究者等が研究の科学性を損なうことなくより円滑に研究を行うことができるように定められた倫理指針．2002年に施行された．日本外傷データバンクは患者登録システムであるため，観察研究や疫学研究という枠組みでの倫理指針を遵守する必要がある．なお，別途，「臨床研究に関する倫理指針」もあるが，「疫学研究に関する倫理指針及び臨床研究に関する倫理指針の見直しに係る合同会議」で両倫理指針を統合する議論が進められている（2013年5月現在）．

日本外傷診療研究機構

日本外傷診療研究機構（Japan Trauma Care and Research：JTCR）は，外傷を負った一般市民の急性期における「防ぎえた死」を回避するために，外傷診療の質の向上を目的として，救急外傷の適切な標準治療に関する人材育成と，外傷データ収集によるデータベース構築とそれに基づく，一般市民への事故防止策の普及啓発と提言により，良質の救急医療と安全な社会の実現に寄与することを目的とした特定非営利活動法人（NPO）である（JTCRのウェブサイトの「事業内容」より．http://www.jtcr-jatec.org/Jigyou.html）．

（青木則明）

4 AISコーディングコース

1 日本外傷データバンクとAISコーディングコース

　日本外傷データバンク（JTDB）は2003年10月に発足し，2004年1月より運用が開始された。JTDBの入力項目に含まれる解剖学的損傷重症度としては，ISSが用いられている。ISS算出のためにはAISコードによって表される重症度スコアが必要であり，JTDBの疫学的・臨床的意義を向上させるために，AISコードを適切に選択し，正しくISSを算出・登録していくことが重要である。

　1994年からNTDBを運用している米国では，米国自動車医学振興協会（AAAM）により外傷重症度スケーリングに関する定期的な講習会（Injury Scaling Course）が開催されており，NTDBデータ登録者（レジストラー）や医師，研究者にAISコードの内容とそのルールを教えている。同様の講習会はオーストラリア，イギリス，スペインなど世界各国で開催されており，本邦においても，日本救急医学会診療の質評価指標に関する委員会と日本外傷学会トラウマレジストリー検討委員会の合同委員会（以下，トラウマレジストリー合同委員会）が，JTDB設立の計画と並行して，AISコードを適切に選択するための講習会を計画した。

2 AISコーディングコース開催の目的と経緯

　本邦でAISコーディングのための講習会を開催する目的は，以下のとおりである。
　①外傷診療や研究に関与する多くの人にAISコードの内容とルールを広める。
　②JTDB登録者がAISコードを適切に選択し，JTDBの疫学的・臨床的意義を向上させる。
　③データ登録者（レジストラー）を専門職として位置づけるための資格に結びつける。

　AISコードの内容とルールが記載された手引書としては，AIS90 update 98が当時の最新版として用いられており，AISを広く日本に広めるためには，この手引書の翻訳が必須と考えられた。こうして，2003年10月，日本外傷学会 Trauma registry 検討委員会と財団法人日本自動車研究所（現，一般財団法人日本自動車研究所）との協力により，『AIS90 Update 98 日本語対訳版』が出版された。

　本邦初のAISコーディングコース開催は2004年12月7・8日，AAAM講師（Ms. Elaine WodzinとMs. Christine Allsopp）を招きAAAM公認コースとして東京で開催された。教材の1つとして『AIS 90 Update 98 日本語対訳版』を使用したが，講義と実習のディスカッションはすべて英語で行われた。医師22名，診療情報管理士1名，その他1名が受講し，プロバイダーとして認定された。

　トラウマレジストリー合同委員会は，AISコードの内容とルールに基づいたAISコード選択の方法を日本でより広く普及するため，日本人講師によるAAAM公認AISコーディングコースの開催を計画した。まず，コースで使用する教材（講義スライド，マニュアル）を日本語訳した。また，日本の施設での外傷診療録のコピー（個人情報は消去）を20症例程度用意し，それを英訳したものを欧米人講師に提出，適切なコード選択を指南してもらい，コード選択のための実習用教材とした。

　2006年1月24・25日，Ms. WodzinとMs. Allsoppを招き，日本人講師を養成するため，本邦初のトレーナーコースが開催された。8名が参加，内訳は米国のAISコーディングコース修了者が1名，オーストラリアのコース修了者が1名，残り6名は2004年に日本で行われたコース修了者であった。講義はすべて英語で行われた。

　2006年1月25・26日，Ms. WodzinとMs. Allsoppのアドバイスのもとで，トレーナーコース受講の8名が日本人受講生に対して指導する第1回AISコーディングコースが開催された。受講生62名を2つのクラスに分け，日本語訳した教材と講義スライドを使用し，日本語でコースが行われた。コース受講前と受講後の試験平均点は表Ⅱ-2のとおりであり，2つのクラスともに適切な指導が行われたものと判断

第2章　本邦の外傷登録

表Ⅱ-2　第1回AISコーディングコース試験結果（29点満点）

	プレテスト平均	ポストテスト平均
Aクラス	21.3	24.2
Bクラス	20.4	23.1
全体	20.9	23.6

された。

　トレーナーコースとそれに引き続いて行われたプロバイダーコースの結果，8名の日本人講師がAAAMから認定された。

　2006年1月の第1回コース開催後，JTDBの運営母体である日本外傷診療研究機構（JTCR）は，「AISコーディングコース開催に関する覚え書き」をAAAMと交わした。これを受けてAAAMが行っている外傷重症度スケーリングに関する定期的な講習会をJTCRが主催することとなった。

　2012年12月までの7年間に，計27回のコースが東京，大阪，横浜，千葉，長崎で開催され，累計787名が受講した。受講生の職種としては医師310名，診療情報管理士が316名とほぼ同数となった（図Ⅱ-5）。

3　AISコーディングコースの目標と概要

　AISコーディングコースは2日間の日程で行われる。コースを通じて受講生が修得すべき目標は以下のとおりである。

①損傷尺度評価の歴史を知る。
②損傷重症度指標の目的を理解する。
③AISやISSの身体部位や損傷内容に関係した基本的な解剖について理解する。
④診療録から損傷に関する情報を引き出すことができる。
⑤損傷の情報を解釈する際の一貫性を身につける。
⑥診療録に記載された損傷に関する情報を，それに対応するAISの損傷内容と一致させることができる。
⑦AAAMの定めたAISおよびISSのためのコード選択の原則と指針を理解する。
⑧ISSの計算方法を知る。
⑨AISを使用する場合の一貫性を身につける。

　受講生は事前に配布されたプレテストを当日提出し，短時間の講義のあと，いくつかの施設の実際の外傷診療録を用いて実務的なコード選択の実習を行い，AISコードとISSを正確に決定する方法を学ぶ（表Ⅱ-3）。

　コーディング実習では，『AIS90 Update 98 日本語対訳版』の各章（身体区分）に関連した損傷を含む診療録が割り当てられ，それぞれの身体区分に特徴的なコード選択のルールを学ぶ。

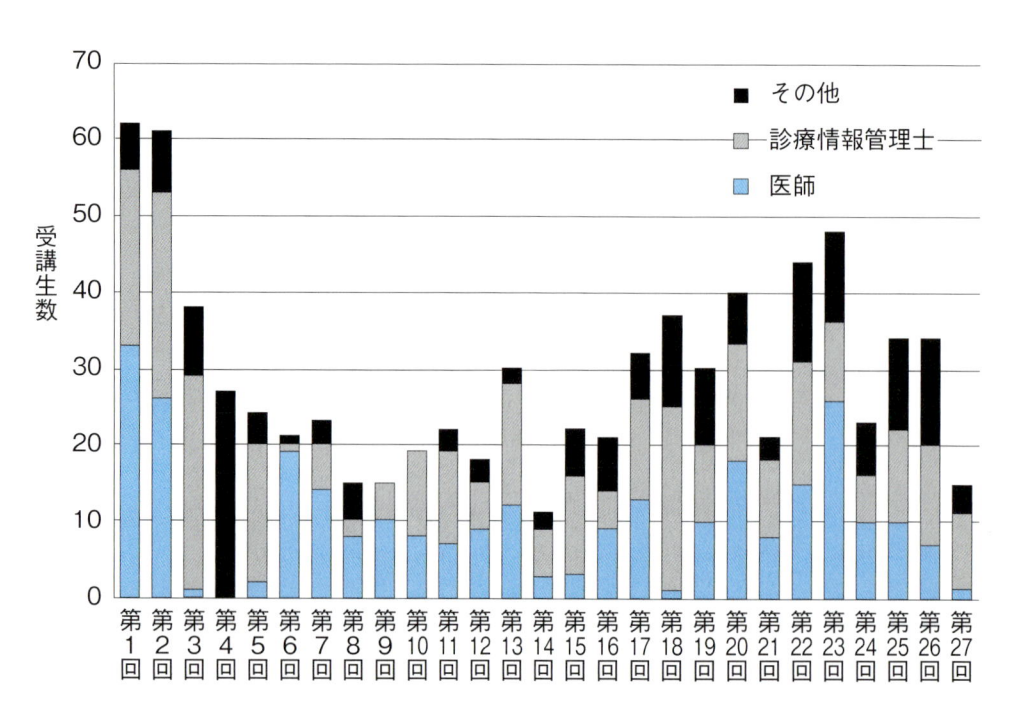

図Ⅱ-5　AISコーディングコースの受講生数と職種

表Ⅱ-3　AISコーディングプロバイダーコース　日程表

1日目時間	1日目内容
10:00　（10）	挨拶・連絡事項
10:10　（5）	第1章　AISとICD，序章と概要
10:15　（10）	第2章　損傷尺度評価とAISに関する序章
10:25　（15）	第3章　AISの構造，編成と内容
10:40　（15）	第4章　多発外傷とISS（Injury Severity Score）
10:55　（25）	第5章　損傷（Injuries）
11:20　（10）	休　憩
11:30　（45）	第6章　損傷のコード選択：ルールとガイドライン
12:15　（20）	第7章　損傷に関する情報の抽出
12:35　（60）	昼　食
13:35　（5）	実習の目的と注意点
13:40　（55）	コーディング実習　（第14章　体表）
14:35　（55）	コーディング実習　（第13章　脊椎）
15:30　（10）	休　憩
15:40　（50）	コーディング実習　（第9章　顔面）
16:30　（60）	コーディング実習　（第8章　頭頸部）
17:30	1日目終了
2日目時間	2日目内容
8:30　（50）	コーディング実習　（第8章　頭頸部）
9:20　（50）	コーディング実習　（第10章　胸部）
10:10　（10）	休　憩
10:20　（40）	コーディング実習　（第10章　胸部）
11:00　（50）	コーディング実習　（第11章　腹部）
11:50　（60）	昼　食
12:50　（40）	コーディング実習　（第11章　腹部）
13:30　（50）	コーディング実習　（第12章　四肢と骨盤）
14:20　（50）	ポストテスト
15:10　（10）	休　憩
15:20　（60）	コーディング実習　（多発外傷）
16:20　（10）	まとめ，修了証授与
16:30	閉　会

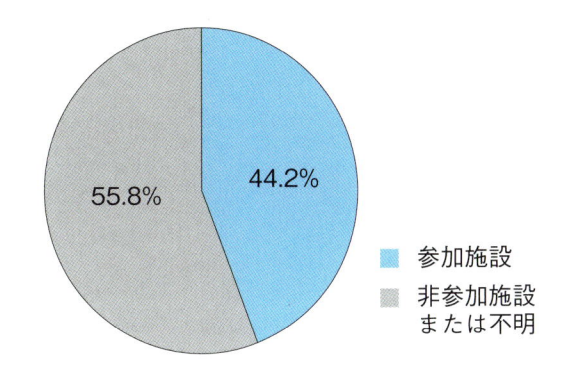

図Ⅱ-6　AISコーディングコース受講生所属施設の日本外傷データバンク参加状況

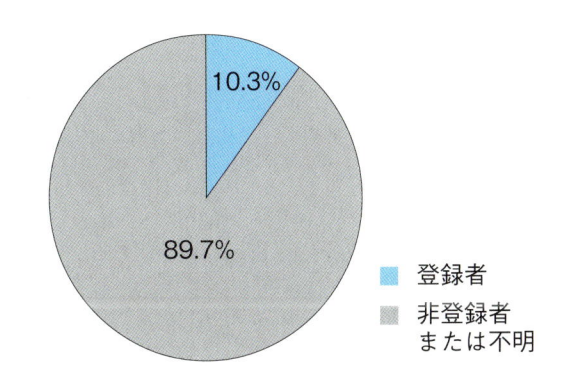

図Ⅱ-7　AISコーディングコース受講生に占める日本外傷データバンク登録者の割合

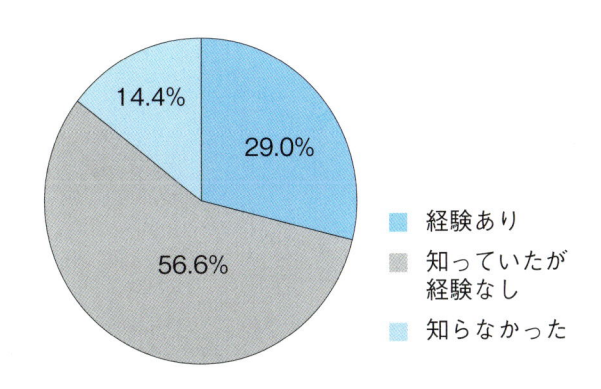

図Ⅱ-8　AISコーディングコース受講前のAISコード選択経験

4　受講生の背景，結果

　コース中に行われたアンケートの集計結果を考察すると，所属施設がJTDBに参加している受講生の割合は44.2％で，JTDBに参加していない施設からの受講生が55.8％と多数を占めていた（図Ⅱ-6）。また，JTDB症例登録者は参加者の10.3％に過ぎなかった（図Ⅱ-7）。コース受講前にAISコードを選択した経験のある受講生は29％であり，それ以外の71％の受講生は7桁のAISコードを本コースで初めて扱うということが判明した（図Ⅱ-8）。受講の目的を複数回答可として調査した結果では，「JTDB登録のため」（48.7％）より，「個人的なスキルアップ」を目的としている受講生（59.6％）が多いという状況であった（図Ⅱ-9）。

　上記はAISコード選択の初心者が受講生の多数を占めるという状況を示しているが，コース内容の理解度の質問では「よく理解できた」と「理解できた」を合わせて82.2％と十分に満足の得られる結果と

第2章 本邦の外傷登録

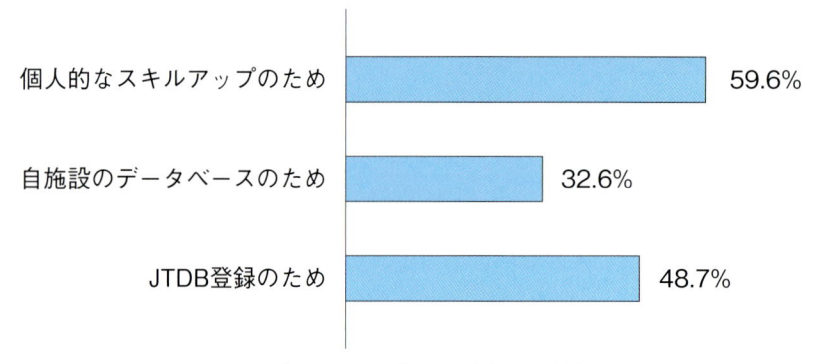

図Ⅱ-9 AISコーディングコース受講目的（複数回答）

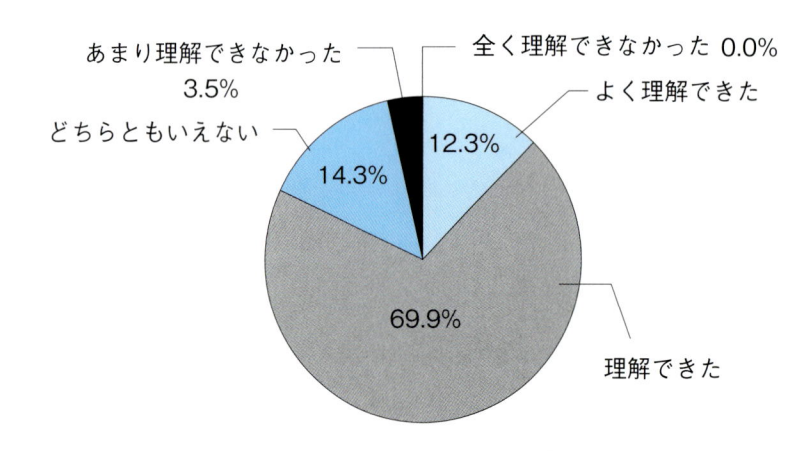

図Ⅱ-10 AISコーディングコース受講後の理解度

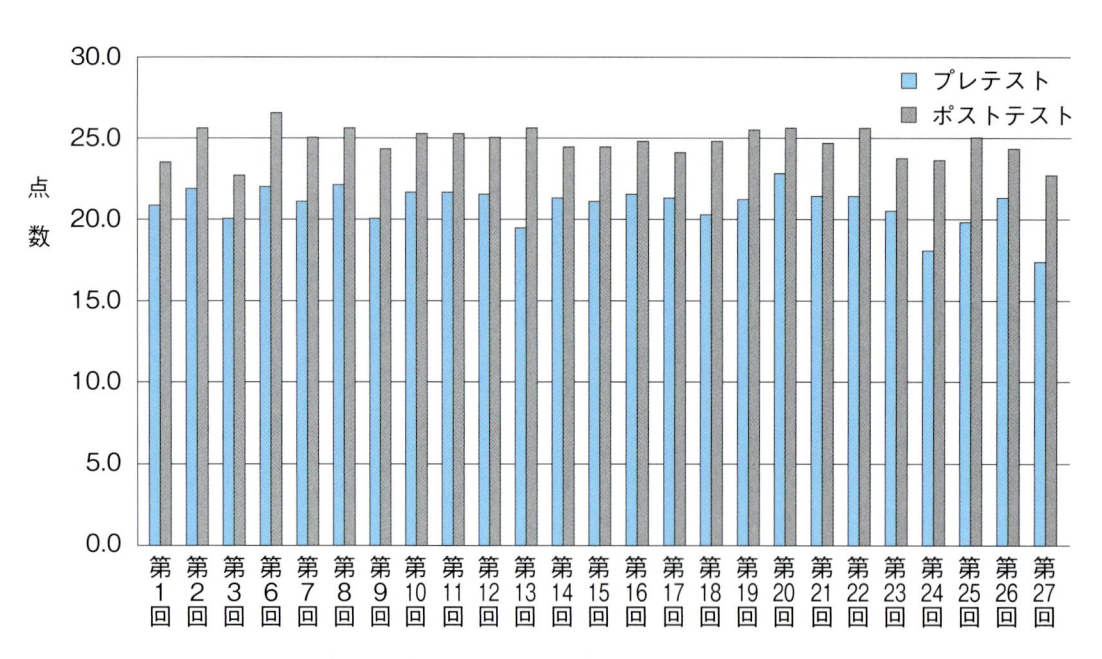

図Ⅱ-11 AISコーディングコース各回のテスト成績

なった（図Ⅱ-10）。
　各コースのプレテストおよびポストテストの結果（図Ⅱ-11）を見ても，ポストテストの成績がプレテストを毎回上回っていた。受講生全体のプレテスト平均は20.9点，ポストテスト平均は24.9点（満点は29点）であった。

5 本邦における損傷重症度評価の課題

　AISコード選択のルールは，診療録の記載を見てレジストラーがコード選択することを想定している。一方で本邦の臨床現場では，外傷診療を実際に行っている臨床医が，自ら担当した症例についてAISコードを選択する施設が多く，その場合，より重症度の高いコードに偏ってしまう可能性がある。

　日本では外傷症例の画像診断において，放射線科医による読影が行われないことが多く，診療録の画像所見に一貫性がないことが見受けられる。

　外傷による死亡症例で剖検が行われても，診療録にその記録が残されることはほとんどなく，剖検結果が重症度評価に利用されにくい。

6 今後のAISコーディングコース開催に向けて

　AAAMと交わした「AISコーディングコース開催に関する覚え書き」はAIS90 update 98を用いたコースの契約であり，その契約も2012年で終了した。欧米ではAISの最新版であるAIS2005 update 2008を用いたコースがすでに定着している。この最新版はAIS90 update 98に比べると大きな改訂がなされており，JTDBでもAIS2005 update 2008を損傷重症度評価に採用することが検討されている。最新版を採用するためには，『AIS2005 Update 2008 日本語対訳版』の作成やJTDBサーバの対応などに加えて，AISコーディングコースも最新版に対応したコースにバージョンアップする必要がある。

7 おわりに

　7年間に行われたAISコーディングコースを振り返ると，AISのコード選択の経験が少ない臨床医や診療情報管理士に対して，AISコードとそのルールを広めるという役割は十分に果たしてきたといえる。一方でJTDBの登録の実務を行うレジストラー（データマネージャー）が専門職として各施設に配置されるまでには至っておらず，外傷医が診療の傍らコード選択をしている実態はなかなか改善されていない。臨床医の負担軽減の側面だけでなく，コード選択の一貫性を保つ意味からも，AISコードの知識に長け，診療録から客観的にコード選択を行うことのできるレジストラーの養成とその地位確立が望まれる。

　本邦では外傷センターという施設認定の制度はこれまでなく，データ登録者（レジストラー）を専門職とする制度もなかった。JTDBのさらなる普及のためには，将来的には米国やオーストラリアのように，データ登録者を医師以外の専門職として養成する必要があり，AISコーディングコースはそのような専門家を養成するために今後も継続した活動を行っていくことが望まれる。

〔内田靖之〕

5　外傷専門医制度と外傷登録

　日本外傷データバンク（JTDB）の設立目的には，「本邦の外傷診療の質を向上させる」とある。医療社会に限らず一般の社会においても，「組織（会社）」の「質」を向上させることは絶対条件であり，そのためには「評価」とその評価に対する「対応（改善）」が必要である。評価のためには業績の集計が必要であり，その意味においても日本外傷学会においてJTDBが設立され，運営されていることは至極必然なことである。

　しかし，一般の社会と異なり，医療社会においては「組織＝医療施設」を形成する「個々＝医師」の評価がより大切で問題とされる。外傷診療の現場においては，個々＝外傷医，および組織＝医療施設を評価（もちろん評価のみに限らないが）するのが「外傷専門医制度」である。

　日本外傷学会専門医制度規則・細則では，専門医制度設立の目的を「専門医制度を設立することにより外傷診療に携わる医師の質向上と資質の維持」としている。

　外傷医の質の向上に寄与する場は，医療現場での修練，JATECなどでの教育，デスク上での学問などさまざまであるが，外傷医の質の客観的な評価というと非常に困難である。また，JATECやJPTEC（Japan Prehospital Trauma Evaluation and Care）の運用が開始されたことは外傷診療の標準化の意味合いにおいては大きな功績をあげたが，とはいえ残念ながら各施設が独自の外傷診療を行っているのも現状であり，外傷医および外傷診療施設の評価も困難である。

　ある一定の重症度（AIS，ISS）の症例を対象とし（詳しく観察すると各施設でその重症度評価にバラつきがあるのは残念であるが），その治療成績を比較することによって外傷診療施設の評価は可能であろう。

　外傷診療に携わる医師の質向上と資質の維持を図るために外傷登録制度が設けられ，外傷専門医制度が制定されている。これは，個々の外傷医認定のみではなく，当然その外傷医を教育する「専門医研修施設」認定をも含むことになる。

　専門医制度を制定するにあたり，JTDB登録を必須要項とした。すなわち，「専門医研修施設の認定を申請する施設は日本外傷データバンクの施設会員であり，AIS 3以上の症例を年間50例以上，3年以上継続して登録していること」（日本外傷学会専門医制度施行細則第7章第20条第2項），および「ISS 16以上の症例を年間25例以上診療していること」（同3項）としている。JTDB登録をもって，専門医や専門医研修施設の診療レベル（質）を客観的に判断することが可能であると判断した。すなわち，外傷医個人の専門医取得や施設の専門医研修施設認定取得に際し，資質（個人や施設の診療レベル）の評価（＝認定作業）に寄与すると考えた。また，継続した高質の診療レベルの維持が必要であり，それが求められるが，その維持の評価（＝更新認定作業）の判断材料とすることが可能であると考えた。

　専門医制度には，「専門医とは，重症外傷患者の系統的な初期診療，根本治療並びに急性期管理を的確に実施し，それらに関する科学的検証を行うことができる者」（日本外傷学会専門医制度規則第1章総則第2条）としているが，認定申請書類におけるJTDB登録を用いた症例を詳細に吟味することにより，申請者の質を評価することが可能であった。同様に，「専門医の認定を申請する者は，日本外傷学会が認定する専門医研修施設またはこれに準じる外傷診療施設において必要な外傷診療を行い，必要な経験と学識技術とを修得していると認められること」（日本外傷学会専門医制度規則第3章専門医申請資格第6条第4項）としているが，専門医研修施設認定においてもJTDBに登録された症例を評価することにより，研修施設の判定が可能であった。

　このように，専門医制度に対してJTDB登録制度は大きく寄与してくれたと思う。しかし，今後は専門医や専門医研修施設認定のみに限らず，患者・消防署や救急隊をはじめとした社会の評価や，市民が受診施設を選定する際の判断材料に本登録制度が寄与する可能性を含んでいると考える。そのためには，JTDB登録制度と専門医制度はともに社会的評価を受ける必要があると思われる。

制度による「外傷医＝専門医」「専門医研修施設」が他の医療人・医療施設と区別・特化される必要がある。その評価の判断材料となるのがJTDB登録であり，これを用いた診療成績であろう。

専門医制度そのものに関してはさまざまな問題点を残しているのも事実であろう。残念ながら外傷医と救急医，外科医，整形外科医，脳外科医などとの割り振りの理解がなされていない，放射線科医などを外傷医と認定することの理解が得られない，外傷医を教育する施設の問題，などなど課題も多い。重症外傷症例数の減少に伴う今後の外傷医教育の問題，必要性は認めるものの，センター化（外傷センター）の難しさも今後の課題であろうし，さらには外傷診療評価＝診療報酬（保険点数）への反映なども検討すべきである。

これらの問題に対しても，専門医制度はJTDB登録制度とともに進んでいかなければならない。

重要な用語

外傷専門医制度

重症外傷等に関する医学の進歩を促し，外傷医療の水準を向上させ，国民の福祉に貢献することを目的として，日本外傷学会が外傷専門医を認定する制度であり，2009年より開始。外傷専門医には，重症外傷患者の系統的な初期診療，根本治療ならびに急性期管理，およびそれらの科学的検証を行うことが求められ，①日本国の医師免許取得者，②5年以上の日本外傷学会の会員，③卒後初期臨床研修終了後5年（通算7年）以上の臨床経験，④日本外傷学会が認定する専門医研修施設またはこれに準じる外傷診療施設において必要な外傷診療を行い，必要な経験と学識技術とを修得していること，⑤十分な学術活動，の要件が必要である。

（荒木恒敏）

第2章　本邦の外傷登録

6　日本外傷データバンク年次報告について

1　日本外傷データバンクにおける年次報告の公表

　日本外傷データバンク（JTDB）は2003年10月に日本救急医学会と日本外傷学会が中心になって発足し，2004年1月からその運営が開始された。JTDBに登録された症例のデータを用いて10人のタスクフォースがまとめた記述統計結果が，2005年10月，第33回日本救急医学会総会・学術集会で初めて公表された。なお，記述統計のまとめ方は当時の米国におけるNational Trauma Data Bankのそれに準じた。その後，毎年1回の日本救急医学会総会・学術集会時に合わせて日本外傷データバンク年次報告が公表され，2006年には2004〜2005年，2007年に2004〜2006年，2008年に2004〜2007年，2009年に2004〜2008年，2010年には2005〜2009年，2011年に2006〜2010年，2012年に2007〜2011年までの洗浄データを用いた日本外傷データバンク年次報告がなされた。徐々にJTDB独自の図表が加えられており，2012年に公表された日本外傷データバンク報告2012（図Ⅱ-12）は79,576症例の洗浄データを用いた記述統計結果で，63の図表によってまとめられている。また，2006年からは英語版のJapan Trauma Data Bank Reportも作成しており，和文の年次報告，英文Annual ReportともにJTDBのホームページの資料室[1]から誰でもダウンロードできる。

2　日本外傷データバンク年次報告内容について

　年次報告内のデータを用いて，JTDBに登録された外傷症例の特徴を紹介する。図Ⅱ-13は地方別の参加施設数である。関東地方の施設が最も多く，北海道，東北地方の参加施設が少ないことがわかる。図Ⅱ-14は登録症例の性別年齢分布であり，男性，女性ともに二峰性の分布を呈する。男性は女性よりも患者数が多く，二峰性のピークは20歳，60歳あ

図Ⅱ-12　日本外傷データバンク報告2012（表紙）

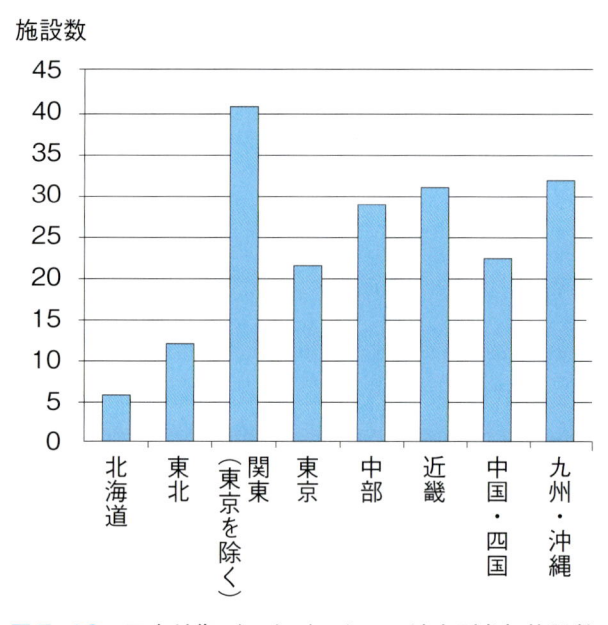

図Ⅱ-13　日本外傷データバンクへの地方別参加施設数

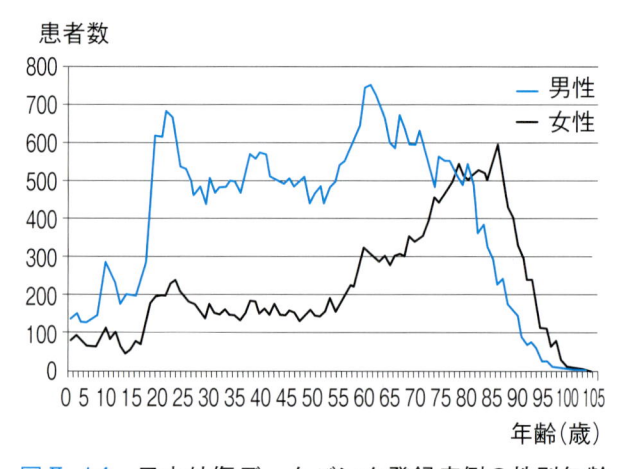

図Ⅱ-14　日本外傷データバンク登録症例の性別年齢分布

たりにある。一方，女性のピークは20～25歳，および85～90歳あたりにある。図Ⅱ-15は受傷機転別の患者数を示しており，JTDBに登録された患者は交通事故による者が最も多い。次いで，転倒，墜落・転落，刺創・切創，火災／熱傷と続く。図Ⅱ-16は受傷機転と年齢別の患者死亡率で，交通事故患者および熱傷患者においては乳幼児を除いて概ね年齢が高くなるにつれて，死亡率が高くなっている。図Ⅱ-17は外傷原因別の登録患者比率で，不慮の事故が82.5％と圧倒的に多い。次いで，自殺企図による自損，労働災害，傷害と続く。図Ⅱ-18は各部位の損傷症例数を示している。損傷は下肢が最も多く，次いで頭部，胸部の順に多い。図Ⅱ-19はAIS損傷区分に基づいた損傷箇所数で，損傷が1カ所の症例が37,929例と最も多いものの，2カ所以上の症例を

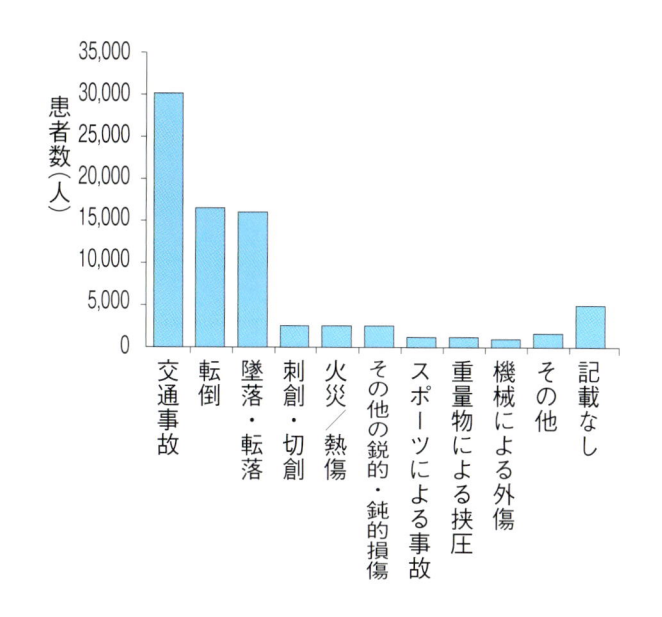

図Ⅱ-15　日本外傷データバンク登録症例における受傷機転別の患者数

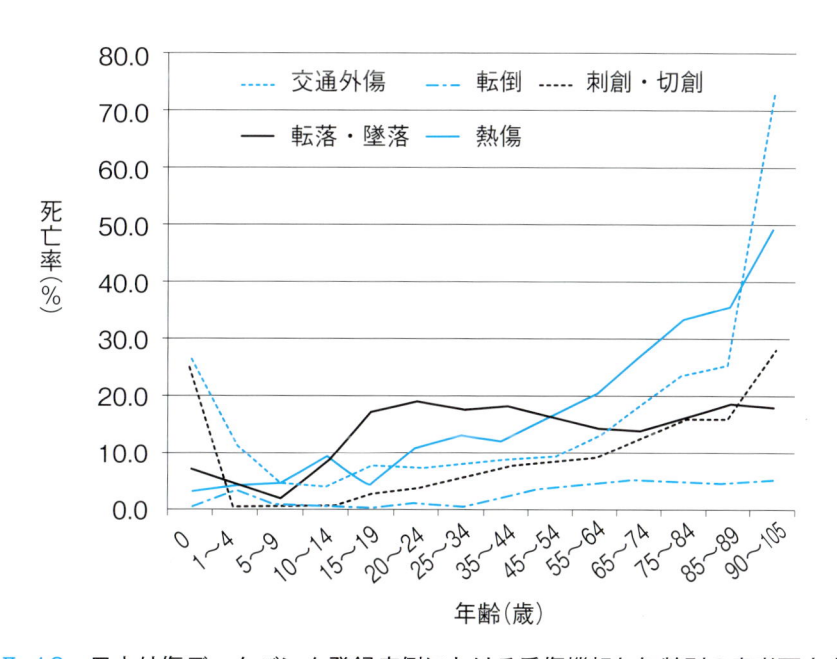

図Ⅱ-16　日本外傷データバンク登録症例における受傷機転と年齢別の患者死亡率

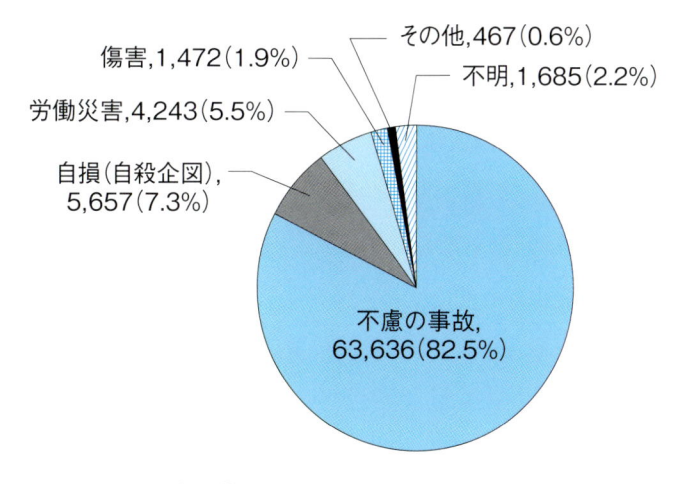

図Ⅱ-17　日本外傷データバンクにおける外傷原因別の登録患者比率

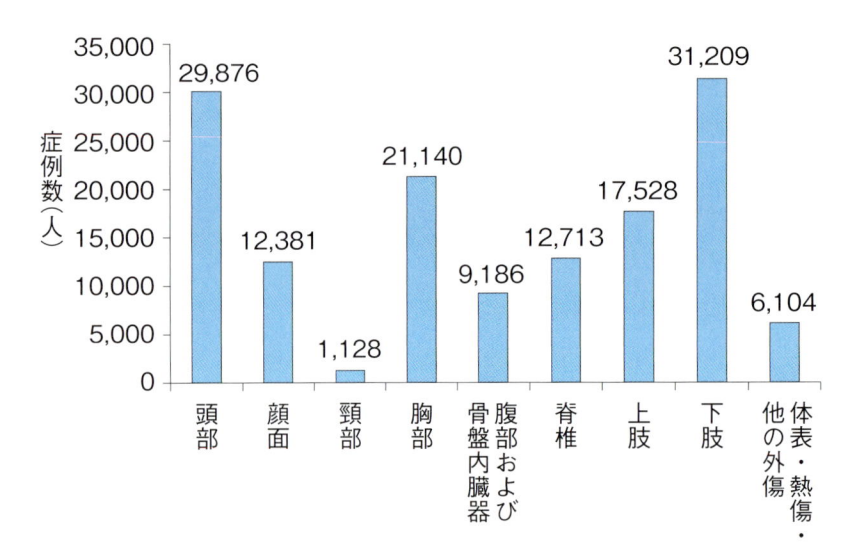

図Ⅱ-18　日本外傷データバンクにおける各部位損傷症例数

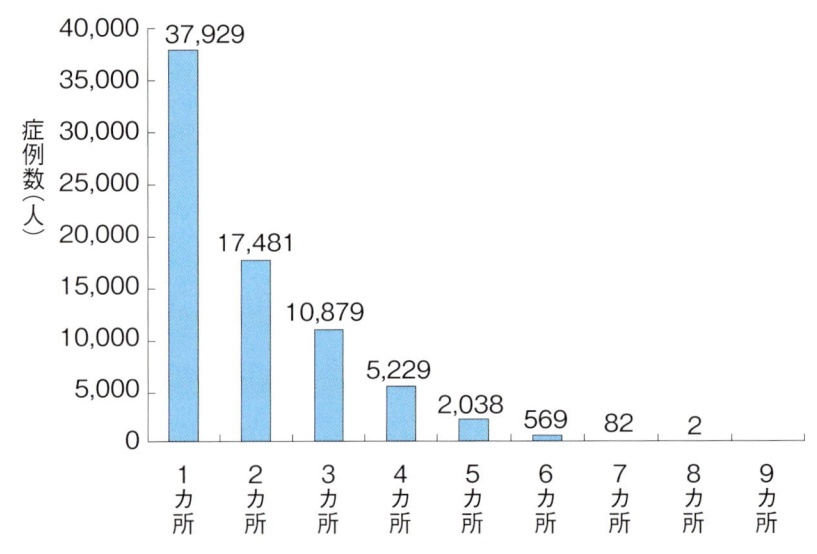

図Ⅱ-19　日本外傷データバンクにおけるAIS損傷区分に基づく損傷箇所数と症例数

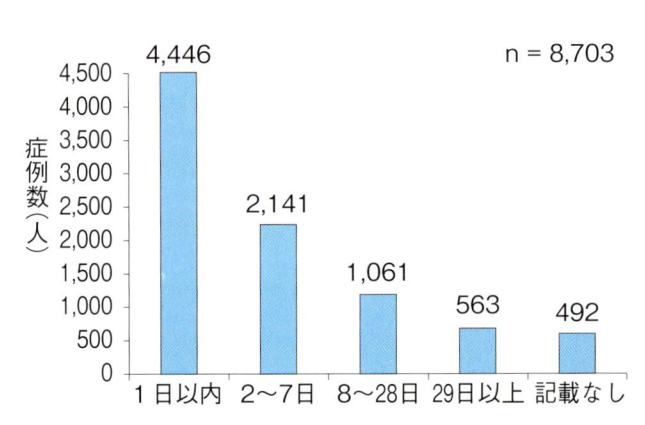

図Ⅱ-20　日本外傷データバンクにおける受傷から死亡までの入院期間と症例数
「1日以内」には，心肺停止症例と初療室での死亡を含む．

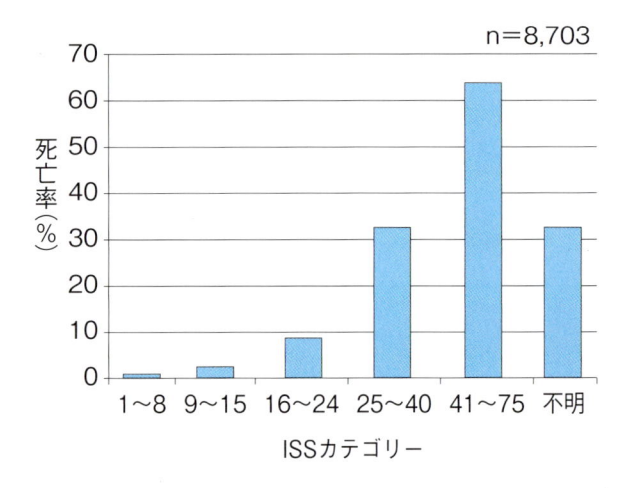

図Ⅱ-21　日本外傷データバンクにおけるISSカテゴリー別の死亡率

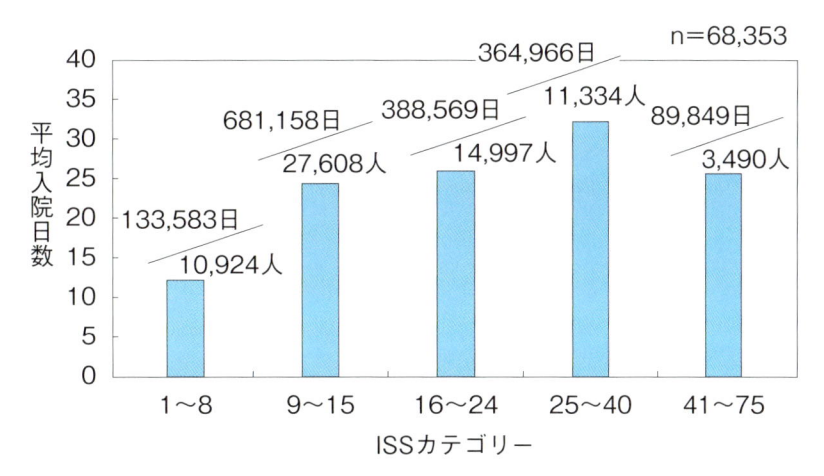

図Ⅱ-22　日本外傷データバンク登録症例におけるISSカテゴリー別の平均入院日数

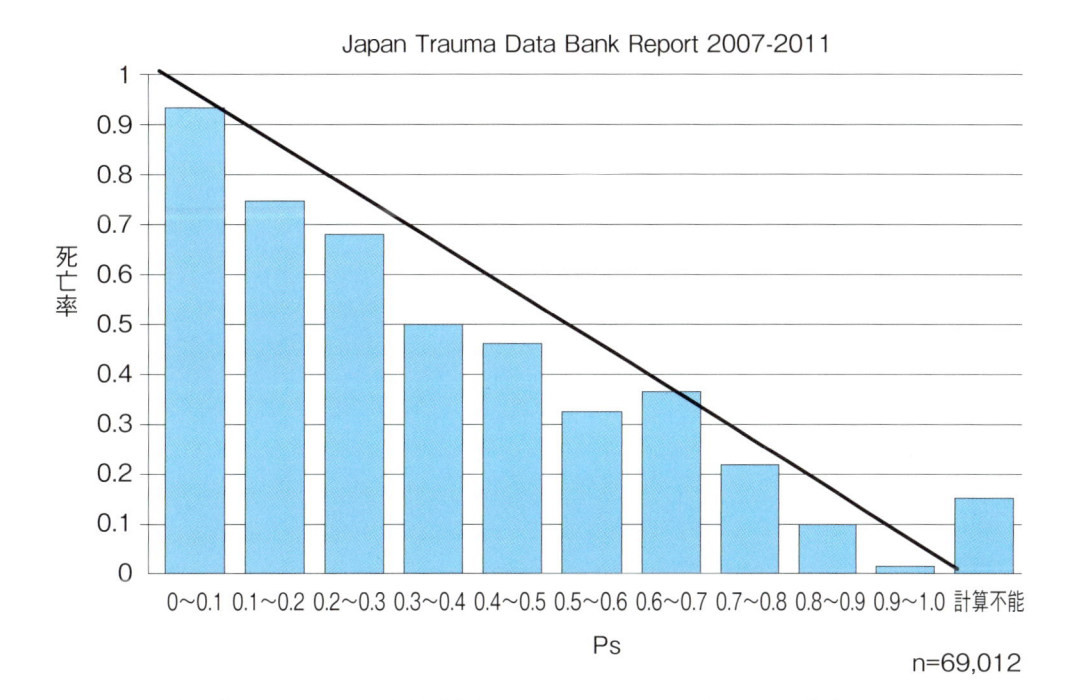

図Ⅱ-23　日本外傷データバンク登録症例における各Psカテゴリーの死亡率
Psが0～0.1の群では死亡率は93.3%であったが，0.9～1.0の群では1.5%であった．Psが高くなるにつれて死亡率は減少する傾向にあった（転帰欠損症例はこの分析から除外した）．
© Japan Trauma Care and Research 2012. All Rights Reserved Worldwide

合計すると36,280例に達し，JTDBではほぼ半分の症例が多部位損傷であることがわかる．図Ⅱ-20では死亡症例の受傷から死亡までの期間は1日以内が多く，2～7日以内の症例を加えると75%に達し，外傷症例は転帰の決着が早いことがわかる．図Ⅱ-21はISSによるカテゴリー別の死亡率であり，ISS重症度が上昇するにつれて死亡率が上がる．図Ⅱ-22はISSカテゴリー別の平均入院日数で，ISS 40までは平均日数が長くなっているものの，ISS 41～75はISS 25～40までのカテゴリーと比較して平均入院日数が短くなっている．このことは重症例に死亡例が多く，転帰の決着が早いためにこのような結果になっていると推察される．図Ⅱ-23はPsのカテゴリーによる死亡率である．斜めのラインが理論上の死亡率であり，Psが0.6～0.7の症例群を除いてJTDB症例の死亡率が下回っている．このことはPsを算出した1980年代の北米の診療レベルと比べ，現在の日本の診療レベルのほうが上といえる．しかしながら，現在の米国との比較ではないため，日米の外傷患者成績比較には科学的な手法に基づいた分

析が必要である。

　JTDBの年次報告は記述統計を示したものであるが，日本の救命救急センター等に収容される外傷患者の特徴が概ね示されており，本邦の外傷診療に関する貴重な資料といえる。本節においては概略のみの紹介に留めたが，ぜひ，JTDBのホームページの資料室[1]からダウンロードしていただき，ご覧いただければ光栄である。

文　献

1) 日本外傷データバンク．http://www.jtcr-jatec.org/traumabank/dataroom/dataroom.htm

重要な用語

日本外傷データバンク年次報告

日本外傷データバンク（JTDB）に登録された症例データを用いて年1回公表されている記述統計結果報告である。記述統計のまとめ方は米国のNational Trauma Data BankのAnnual Reportに準じている。毎年，日本救急医学会総会・学術集会時に合わせて公表されており，JTDBのホームページから誰でもダウンロードできる。

Ps

probability of survivalの略語である。外傷患者のPsは，通常TRISS法に基づく予後予測生存率をさし，「防ぎえた外傷死」を抽出するために必要な統計学的数値といえる。

（齋藤大蔵）

7 日本外傷データバンクを利用した医工連携

1 日本外傷データバンクの10年

　本邦における外傷登録制度が開始されてほぼ10年を迎えた。2012年6月1日現在で日本外傷データバンク（JTDB）参加登録施設は196を数え，登録症例数は10万例を超えている。その結果，JTDBを用いた原著論文の発表とその蓄積（Appendix「日本外傷データバンク研究業績一覧」参照）など，本邦における重症外傷の実態が明らかになるとともに，実臨床ではその業績を加味したJATECコース[1]の改訂とその人気から，救急医療機関における外傷診療の標準化と治療成績の向上に確実に寄与している。

　そして求められるアウトカムの1つとして，車両の安全性向上に関係する自動車メーカー，事故の起こりにくい交通システム，滑りにくい路面の開発や安全なヘルメット，運転技術の向上と交通安全やその教育法など幅広い方面から多角的な関与を受ける交通事故と，それによって生じる外傷症例について，各分野の専門性を統合し総合的に検討することにより，事故そのものを減少させ，受傷エネルギーの緩和による重症外傷の抑制，診断・治療技術の向上による死亡者数の減少および後遺症の低減への関与が考えられる。そのためには，JTDBデータを医学的のみならず，工学的な視点を含む多方面から捉え，膨大なデータを有効利用した新たな医工連携の成果をあげる必要がある。

2 医工連携の重要性

　30年前に始まった米国CIREN（Crash Injury Research and Engineering Network）プログラムでは個々の事故についてミクロ分析が行われ，事故車両の破損状況の詳細な調査と，外傷予防研究センターの医学的データのマッチングにより，数々の成果をあげている。詳しくは第3章の1節「National Trauma Date Bank」を参照されたい。

　交通外傷における医工連携の意義は，ミクロレベルでは，個々の交通事故における正確な事故情報の収集（発生時間，天候，路面種類，路面状況，道路形状，車両種別，衝突部位，衝突速度，デルタV，CDC最大，現場状況〔事故概要〕，事故車両写真）と，それに対するわれわれのもつ人体側の外傷形態と重症度を突き合わせることにより，どのような車種，スピード，衝突方向，事故形態により外的エネルギーがどこに加わり，何歳の人体のどの部位にどのような程度の外傷を及ぼし，結果として，いかなる機能障害をもたらすのかを分析することが可能となることにある。それにより，車両側では接触時のエネルギー軽減，保護効果の向上を目的とした危険な部品の改良や，エアバッグやシートベルト，ヘルメットやチャイルドシートの具体的な保護効果などの検証が可能となる。また，医療面からは治療戦略の見直しや外傷初期診療に必須の手技，医療体制などが明確になろう。

　一方マクロ的には，重症度の高い交通事故形態，高エネルギー事故と認識すべき事故内容の再検討，事故形態や現場バイタルサインからの外傷内容と重症度の推測，その予測に応じた搬送先選定，小児，高齢者，歩行者など交通事故弱者に特徴的な事故内容の検討と具体的な対応策，増えつつある自転車事故への対策，注意喚起のための見やすい標識の設置や事故の少ない道路の設計などに有効な手立てが打てると推測される。

3 本邦における医工連携の現状

　学術団体として日本交通科学協議会（以下，交科協）があり，例年，総会・学術講演会，交通安全夏期大学セミナーを主催し，学会誌の発行や各種の調査研究などをサポートしている（http://www.jcts.or.jp/）。また，一般財団法人日本自動車研究所（Japan Automobile Research Institute：JARI；http://www.jari.or.jp/），公益財団法人交通事故総合分析センター（Institute for Traffic Accident Research and Analysis：ITARDA；http://www.itarda.or.jp/）を中心として，自動車および関連メー

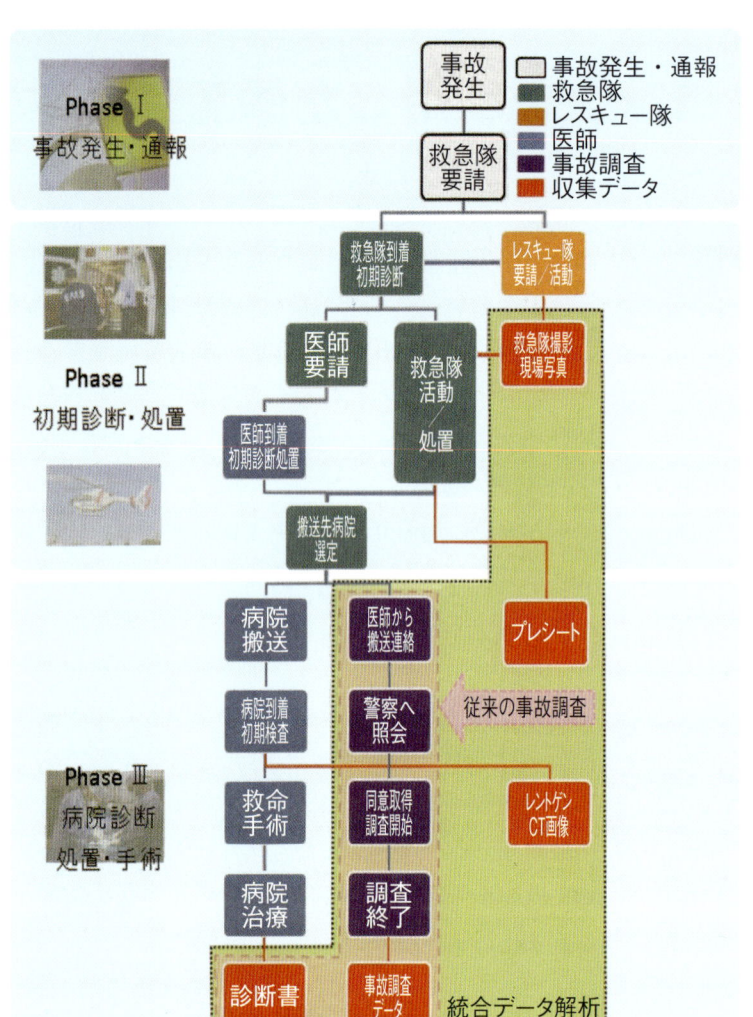

図Ⅱ-24 医工連携による詳細事故調査の具体的な流れ

紫の事故調査の部分，赤の救急隊～医療の部分を治療に必要な情報として個人情報に配慮しつつ関係者から聞きとることができれば，日本外傷データバンク（JTDB）データが医工連携のために役立つであろう．もちろん医療現場で治療と並行してこの詳細データを関係者から収集するには人的資源が欠乏している．プレシート：救急隊が時間経過，バイタルサインの変化などを書き込む病院前の搬送表のこと（国土交通省自動車交通局受託研究報告書 平成22年度車両安全に資するための医工連携による交通事故の詳細調査分析結果報告書．2011年6月，交通事故分析センター，日本自動車研究所．より）

カーと一般社団法人日本自動車工業会（Japan Automobile Manufactures Association：JAMA；http://www.jama.or.jp/），一般社団法人日本自動車部品工業会（Japan Auto Parts Industries Association：JAPIA；http://www.japia.or.jp/），工学系大学の研究者，行政側として国土交通省，厚生労働省，総務省消防庁，警察庁，そして医療側として日本救急医学会，救命救急センター医師が参加した「医工連携による交通事故の詳細調査分析検討会」が設置され，報告書の発行や関連する研究会が数多く実施されており，日本外傷学会総会・学術集会におけるコラボレーションも多く企画されている（第24回日本外傷学会総会・学術集会〔会長：日本医科大学千葉北総病院 益子邦洋教授，2010年5月，ホテルニューオータニ幕張，テーマ「外傷診療と予防研究の体制構築―医学と工学の連携」〕；http://jast24.umin.jp/program.html）．それらでは，データベースの有機的な活用，特に高齢者への対応，事故自動通報システム（Automatic Crash Notification System）やそれに付随する事故データ（事故状況を記録できる装備を搭載した車両）の活用，医療画像を用いたコンピュータによる事故再現システムの構築等が謳われている（図Ⅱ-24）．公益社団法人自動車技術会のインパクトバイオメカニズム部門委員会では，年間数回の研究発表会の開催や同会トラフィックセイフティ部門委員会との合同公開委員会（一般社団法人日本損害保険協会支援，日本外傷学会，JARI，ITARDAの共催）などを実施しており，工学系，医療側，メーカーなどからの研究発表に触れることができる．

4 日本外傷データバンクにおける医工連携上の問題点

現状においては医工連携の活動や報告が，交通外傷患者を扱う多くの医療関係者の目に触れ，その研

究結果が外傷初期診療の現場で十分に生かされているとはいえない。本書を手に取っている医療者のなかで交科協の会員となっている方はどのくらいいるであろうか。また上述した研究会やプログラムに参加された方，報告書の内容に目を通された方はどのくらいいるであろうか。実際，学術集会における演者を見ると，毎年同じ決まったメンバーが発表しているような状況がみられる。優秀な業績も広報そのものが十分でなくては，せっかくの研究成果が必要とされる組織に届かず，十分にフィードバックされていないといった現実がある。

また，そのような研究会でJTDBを用いた発表をした際に，工学系研究者，メーカーからJTDBのデータベースに対し扱いにくさを指摘する声も聞かれる。個人情報の保護の点から，重症外傷患者の発生する程度の事故においてもその内容の詳細が関係警察から明らかにされず，医療機関が記入するJTDBデータベースは救急隊や受傷者本人から得た情報しか入力されていない。JTDBの事故の詳細は，せいぜい，事故車両（四輪，二輪，自転車，歩行者）とシートベルトの有無，座席程度の情報しかない（Appendix「データ項目一覧」参照）。その価値は工学系研究者らにとって不十分であり，残念ながら現状では工学関係者によるJTDBを利用した研究や発表はみられない。医療系だけに有効なデータ構成ではなく，工学系の研究者にとって必要なデータは何なのか，どこが扱いにくいのかといった点に関して，日本外傷学会トラウマレジストリー検討委員会としても時間をつくって耳を傾ける必要がある。また，必要不可欠な情報収集に関しても，関係各所との粘り強い交渉と安全な情報管理システムの構築・維持が鍵となる。

5 日本外傷データバンクを用いた医工連携の将来

医工連携による利益は，双方にとって必要な情報が含まれる全国規模の交通事故データベースの集積が前提となる。ある地域，ある期間に限定されたデータではなく，47都道府県で一定以上の重症外傷患者が発生した交通事故すべてが登録され，事故内容，車種，衝撃エネルギーとその方向，時間経過などの事故情報が，医療機関におけるJTDBデータとマッチングすることで，今まで検討しえなかった多くの新たな知見が得られる可能性が高い。そのデータベースが揃ってこそ，ようやく真の意味での医療者と工学系研究者およびメーカーの顔を突き合わせた検討が意味をもつと思われる。具体的には，現行のJTDBの登録内容の見直しや追加を行うためにワーキンググループを設置し，幅広く工学系研究者，メーカー側研究者と顔を合わせて意見交換を行う機会を増やす必要がある。

その他，JTDBを利用した研究の遂行とその重要性を多くの関係者，日本外傷学会の会員に認識していただく必要がある。JTDBを用いた学会報告や，注目すべき交通事故に関する工学系の研究を委員会企画として毎年外傷系の学会の総会で取り上げ，多くの医療者の目に触れやすいようにすることも必要であろう。

また，日本損害保険協会，多くの財団，基金が交通事故外傷に関する研究補助を行っている。これらのインセンティブを若き外傷外科医にも学会ホームページで紹介し，それらの研究資金を利用して意欲的な医工連携に関する研究成果を誘導すべきである。具体的には，学位論文を取得する年代の外傷外科医を対象に，工学系研究者と専門的に医工連携に関する研究を行うポジションの設立に資金を投入することも必要ではないだろうか。

そして，最終的にはそれらの成果を広くホームページやマスコミなどを通じて公表し，実際，毎日運転し道路を使う加害者，被害者になりうる対象に啓発していくことが，直接的に交通事故低減につながるだけでなく，その後の研究者の交通事故外傷対策へのさらなる関心の増大，JTDBを利用した研究の充実と拡大につながる可能性がある。

それらが合わさり，車両の性能の向上だけでなく，世界に誇れる総合的な交通事故対策と，結果としての交通事故患者の死亡および後遺症低減が達成されることが最終目標である。

6 おわりに

本邦における交通事故者数は減り続け，2010年は年間5,000人を切り4,863人まで減少した。そこに医工連携の恩恵としての結果が含まれることは確かであるが，その効果が上がったぶん，年間3万人の

自殺者に比べて行政を含め研究対象としての重要度が下がる危険性もある。しかし，幼児・高齢者が犠牲となり，働き盛りが後遺症を残すことにより生じる社会負担は長期的な損失が計り知れない。今後，登録業務など努力に見合った十分な成果を上げるためには，JTDBの登録内容の充実と，医学，工学両関係者の幅広い積極的な関与による実用的な研究を推進し，交通事故外傷と後遺症の撲滅に向けた検討を進めていく必要がある。

文献

1) 日本外傷学会，日本救急医学会監修，日本外傷学会外傷初期診療ガイドライン改訂第4版編集委員会編：外傷初期診療ガイドライン JATEC．改訂第4版，へるす出版，東京，2012．

重要な用語

デルタV

衝突によって生じた車両の速度変化として定義される。衝突前後の速度差を表す尺度で，具体的には，衝突の相互車両の重量，ならびに衝突前後の速度によって計算される，衝突前後の車両の速度変化である。

CDC

車体の変形分類コード（Collision Deformation Classification）のこと。衝突事故では多重衝突もあり，事故のなかで最も大きな車両変形が生じた際にCDC最大と表現する。

（三宅康史，有賀　徹，小野古志郎）

第3章
諸外国の外傷登録

1 National Trauma Data Bank

　米国においては，1970年代にBoydらが外傷研究と観察目的で本格的な外傷登録を開始している。その後，外傷登録の重要性も評価され，1982年には米国外科学会外傷委員会（American College of Surgeons Committee on Trauma：ACS-COT）によって重傷外傷患者のデータ取得のためMajor Trauma Outcome Study（MTOS）が開始され[1]，現在においても1995年に改訂されたMOTSのデータから算出された係数がTRISS法（Trauma and Injury Severity Score）によって算出される予測生存率（probability of survival：Ps）を算出するための係数として用いられている。その後，ACS-COTによる外傷登録システムの修正がなされNational Trauma Data Bank（NTDB）のシステムが確立し，現在の北米におけるTRISS法による予測生存率算出時の係数に関しても，NTDBのデータをもとに算出された係数が報告されている[2]。予測生存率の算出に関する報告としては，NTDBに蓄積された2002〜2006年のデータを用いることによって，Psの年齢因子が55歳以上と55歳未満のみを年齢スコアとして採用している点が幼児や小児においても妥当であるか否かの検討がなされている。この検討によると，小児の鋭的損傷において係数の問題が指摘されている[3]。このようにNTDBの集積データは外傷重症度評価の評価法の修正や評価などに広く活用されている。

　NTDBは，1994年から本格的に運用が開始され[2]，2011年3月時点で900を超える米国外傷センターから2,700万件超の症例が集積されている[2,3]。1960年に設立された全米保健医療統計センター（National Center for Health Statistics）のデータによると，米国における40歳以下の死因としては外傷が最多である[4]。米国における外傷による損失は，労働人口においては癌と心疾患を足した比と数よりも多く[5]，毎年14万人以上が死亡し，およそ8万人が不可逆的な機能障害となっており[6]，損失金額は1,000億ドルにも及ぶといわれている[7]。このような米国の背景もあり，諸外国に先駆けて全国的な外傷登録システムが確立している。

　実際の外傷患者の治療成績の向上に関しては，NTDBの集積データの解析によって，約30年で外傷患者の死亡率，機能障害率が20〜25%減少しえたと報告されている[8)-10)]。データの集積によって診療を行う施設の質の向上や搬送体制や治療戦略の修正が行われた点など，単にデータの集積による疫学的な報告だけではなく，実際の診療においてもきわめて重要なシステムであると考えられる。

　NTDBはそのホームページ[1]上においてデータセット（Research Data Set：RDS）の取得ができるようになっており，データの取得によって種々の臨床研究が可能である。また，NTDBの過去8年間のAnnual Reportはネット上で無料配信されている。ほかにUser Manualや登録の際に必要となるDictionaryもネット上で取得可能である。

　NTDBの限界点としては米国全体の疫学データではない点と，"convenience samples"つまり無作為に抽出したデータではないという点である。しかし，NTDBが世界最大の外傷データバンクであることに変わりはなく，NTDBのデータをもとに外傷診療のさまざまな基準などを定めるNTDB-NSP（National Sample Program）が100カ所のレベル1およびレベル2の外傷センターで実施されており，このプログラムは米国の疾病予防管理センター（Centers for Disease Control and Prevention：CDC）と米国外科学会の支援を受けている。

　NTDBへの参加にはNTDBのデータセンターにログインするためのID，パスワードの取得が必要である。実際の症例を入力していく際にはHIPAA法（Health Insurance Portability and Accountability Act：米国における医療保険の相互運用性と説明責任に関する法律）におけるBAA（Business Associate Agreement）の同意や参加施設の状況，外傷センターのレベルや病床数などの正確な入力が必要となる。HIPAA法は医療機関を対象に保護されるべき医療情報の使用，開示，保護について定めた米国の法律で，NTDBのデータ入力においてもこの法律に準じたデータ管理が行われている。現在のところNTDBは世界的な外傷データバンクでは

なく北米における外傷登録システムであるため，参加している国は米国，カナダとプエルトリコである。データでの入力などはオンライン上での入力となり，外傷登録上の質問事項などはホームページに公開されているメールアドレスや電話番号に問い合わせることができるサポート体制が確立している。

　NTDBのデータを研究目的で使用する場合は，NTDBが準備しているいくつかのRDSからどのデータを取得するか決めなければならない。RDSは大きくNTDB RDSとNTDB NSP RDSの2つに分けられる。RDSはNTDBに入力されている全外傷データであり，成人から小児のデータまで含まれ，参加施設についてはレベル1および2の外傷センターだけではなくレベル3，4，5の外傷センター，外傷センターと認定されていない施設の入力データも含まれる。非常にまれな損傷や治療に対するコホート研究などを行う場合には，多くの症例数を確保するためにRDSが望ましいと考えられる。しかし，RDSは国家的な概算や年次比較のデータとしては用いられていない。一方，NSP RDSはレベル1および2の外傷センターにおける成人データであり，国家的な概算データとしても用いられている。このデータはランダムに抽出された100施設の入力データであり，米国における外傷センターの患者動向や年次比較を検討する際に活用されており，逆にまれな外傷に関する研究などには不向きであると考えられる。

　いずれのRDSを用いて研究する際にも用いられるUser Manualも，NTDBのホームページ上で公開されている。実際にデータを取得する際には，データの種類と分量に応じた金額をNTDBに支払い購入することとなる。2012年12月の時点では，2002〜2010年までのデータが入手可能となっている。

　NTDBのAnnual Reportはホームページ上で無料配信されているため，インターネット環境が整っていれば特別な許可を得なくても入手可能である。小児症例のみのデータからのレポートと全年齢に分けて毎年レポートが作成されている。Annual Reportによると全米のすべての州において大多数の施設が入力しているわけではなく，州によっては33%以下の施設入力にとどまっているところもあり，州による入力割合も公開されている。入力施設の特徴別データに関しては，ベッド数や外傷センターのレベル別の参加施設数も公開されている。入力症例の内訳については各年齢における症例数が性差とともに報告されており，アルコールや薬剤の使用に関しての詳細な入力症例数も報告されている。受傷形態は墜落と交通事故が大半を占めており，死亡率が高い受傷原因として銃創が突出しているのが米国における近年の傾向であり，米国の社会事情を反映している結果であると考えられる。またInjury Severity Score（ISS）と死亡率はほぼ相関しており，ISSが重症度を表していることを証明しているデータベースの1つであるといえる。

　未成年者のレポートにおいてもアルコール摂取と薬物使用の有無が報告されており，米国における外傷患者のアルコールと薬物の影響が未成年者においても深刻な状況であることを表しているものと思われる。また，未成年においても死亡率が最も高い受傷機転は銃創である。

　また，NTDBは集積したデータの妥当性を検証するためのシンポジウムも開催しており，データバンクの質の維持に関しての取り組みを行っている。外傷データは地域の外傷システムや外傷診療体制を改善させ，外傷患者の転帰を改善させるうえできわめて重要なデータである。このため入力データの質を維持することはきわめて重要である。よってNTDBにおいてもデータ入力をする際に用いる入力用の辞書を無料配布している。データ辞書には50以上の項目が含まれており，入力データが明確ではない情報に関する対処法についても記載されている。

　NTDBは外傷登録の歴史が長い米国において確立したシステムであり，現在のところ最大の外傷データバンクである。よって，収集データ項目，データ取得の手法，情報発信や管理，情報の質の維持など多岐にわたり，各国のデータバンク運用の参考になる点があると考えられる。

重要な用語

Annual Report

　年次報告書。National Trauma Data Bank（NTDB）においても毎年，ホームページ上で最新のレポートが無料配信されている。各年齢における外傷の疫学的な特徴が性別ごとに確認できる

ようになっている。日本外傷データバンク（JTDB）のデータも年齢や性別ごとの受傷機転などの疫学データを開示している。NTDBのAnnual Reportは小児群と全年齢群の2つの報告がなされている点が特徴の1つである。

文 献

1) Champion HR, Copes WS, Sacco WJ et al.: The Major Trauma Outcome Study: establishing national norms for trauma care. J Trauma 1990; 30: 1356-65.
2) 相坂和貴子，栗本義彦：外傷 TRISS．救急医学 2012；36：1392-4．
3) Schluter PJ, Nathens A, Neal ML, et al.: Trauma and Injury Severity Score (TRISS) coefficients 2009 revision. J Trauma 2010; 68: 761-70.
4) National Trauma Data Bank. http://www.ntdsdictionary.org/documents/MAIN2013NTDS_UPDATE_050713_000.pdf
5) Zehtabchi S, Nishijima DK, McKay MP, et al.: Trauma registries: history, logistics, limitations, and contributions to emergency medicine research. Acad Emerg Med 2011; 18: 637-43.
6) Centers for Disease Control and Prevention, National Center for Health Statistics. http://www.cdc.gov/nchs/deaths.htm
7) Committee on Injury Prevention and Control, Institute of Medicine: Reducing the Burden of Injury: Advancing Prevention and Treatment. National Academy Press, Washington DC, 1999.
8) Committee on Trauma Research, Institute of Medicine, National Research Council: Injury in America: A Continuing Public Health Problem. National Academy Press, Washington DC, 1985.
9) Goldfarb MG, Bazzoli GJ, Coffey RM: Trauma systems and the costs of trauma care. Health Serv Res 1996; 31: 71-95.
10) Mann NC, Mullins RJ, MacKenzie EJ, et al.: A systematic review of published evidence regarding trauma system effectiveness. J Trauma 1999; 47(3 Suppl): S25-33.
11) MacKenzie EJ, Rivara FP, Jurkovich GJ, et al.: A national evaluation of the effect of trauma-center care on mortality. N Engl J Med 2006; 354: 366-78.
12) Mullins RJ, Mann NC: Population-based research assessing the effectiveness of trauma systems. J Trauma 1999; 47(3 Suppl): S59-66.

（阪本雄一郎）

2 開発途上国における外傷登録・外傷サーベイランス

1 はじめに

　外傷・外因による死亡者数は全世界で年間500万人を超えており，三大感染症（HIV/AIDS，マラリア，結核）による死者数よりも多くなっている[1]。外傷・外因による死亡の原因のなかでも，交通外傷（24%），自殺（15%），暴力（10%）の占める割合が高い。開発途上国（以下，途上国）では，経済発展とそれに伴う先進国からの安い中古車輸入によって交通量が急増している一方で，道路や安全施設の整備，交通ルールの徹底，救急医療の整備が不十分であるために，交通外傷による死傷者の増加が大きな健康問題となっている[2]。外傷・外因による死亡は今後，途上国を中心に増加傾向が持続すると考えられており，2004年には死因の第9位であった交通外傷は2030年には第5位に，自殺は16位から12位に，暴力は22位から16位に上昇することが予測されている[3]。

　外傷・外因による死傷者を減らすためには，予防対策（外傷・外因による傷害の発生を抑える）の拡充と，診療の質改善（致死率を下げる）の両者が不可欠である。予防対策立案のためには受傷時の状況を把握することが必要であり，予防対策の効果を評価するには傷害発生状況を継続的にモニタリングする必要がある。これらを目的として継続的にデータ収集するのが外傷サーベイランスである[4]。病院でデータ収集を行う方法や，コミュニティで行う方法があるが，継続的に行うことが求められるため病院で実施することがほとんどである。外傷登録は診療の質を評価，改善することを目的として外傷患者のデータを病院で収集するものである[5]。日本外傷データバンク（Japan Trauma Date Bank：JTDB）は外傷登録の一例である。どちらも病院で外傷患者のデータベースを構築しデータ収集を継続的に行うという共通点があり，収集するデータ項目にも一致するものが多いが，外傷サーベイランスが外傷予防を目的として受傷時の状況に重点をおくのに対して，外傷登録では診療の質改善を目的として病院内でのデータ収集に重点がおかれるという違いがある。類似のデータを病院で収集するのであれば，複数のデータベース（外傷サーベイランスと外傷登録）を構築するよりも，単一のデータベースを複数の目的に活用するほうが効率的である[6]。

　そこで，途上国における外傷データ収集事例（外傷サーベイランスあるいは外傷登録）に関する情報収集を行い，本邦のJTDBと比較するとともに，外傷予防と診療の質改善のどちらを主目的としているか（あるいは両方か），もし単一の目的をもっているのなら両方への利用可能性について検討した。

2 方　法

　タイ，カンボジア，スリランカ，ラオス，日本（JTDB）の外傷登録・外傷サーベイランスについて，収集データ項目や定義などについての情報を，データ収集に関するマニュアル，報告書，ウェブサイト，筆者のラオスにおける研究活動などから得た。また，現地関係者に連絡して情報を得た。情報としては2012年11月現在で実施されているサーベイランスについての最新のものである。データ項目に変更の予定がある場合には，その情報も取得した。

　各国の収集データ項目を世界保健機関（World Health Organization：WHO）が作成した外傷サーベイランス・ガイドライン（以下，ガイドライン）で収集すべきとされている項目と比較した[4]。ガイドラインでは項目を"core data"と"supplementary data"に分け，それぞれをさらに"minimum data"と"optional data"に分類している。この分類に従って比較を行った。さらに，ガイドラインには記載がないが多くのサーベイランスで収集されている項目について，"additional data"として比較を行った。診療の質評価の際のリスク調整に必要となる生理学的指標は，WHOのガイドラインには含まれていないため，"additional data"とした。以上のデータ項目が含まれているかを比較し，項目あり，一部あり（複数の項目を1つにまとめた場合や部分的に含む場合），項目なしに分類した。

3 結　果

1) 各国のサーベイランスシステム

　以下に，タイ，カンボジア，スリランカ，ラオスの外傷登録・外傷サーベイランスシステムの概要を述べる。日本のJTDBについては本書他章で詳細に記述されているのでここでは省略する。

　タイの外傷登録・外傷サーベイランスは1989年にタイ東北部のコンケン病院で始まっており，比較した5カ国のなかでは最も歴史がある。タイ保健省は1995年にこのデータ収集システムを5病院に拡大し，のちに28病院でデータ収集を行う全国規模のサーベイランスシステムを構築した[7,8]。全国レベルの集計データは他の疾病データとともに年報で公表されるほか，州レベルでは1〜6カ月ごとに集計データが報告される[9,10]。ウェブ上で詳細データを閲覧できるシステムが2012年から開始された（http://k4ds.psu.ac.th/~isis/）[8]。タイの外傷データ収集の特徴は，当初から外傷予防と診療の質評価の2つを目的としており，受傷状況だけでなくAbbreviated Injury Scale（AIS）を用いた重症度と生理学的指標をデータ項目に含んでいた。収集されたデータは外傷予防対策の立案と，診療の質評価におけるTRISS法によるリスク調整に活用されている。

　カンボジアでは2004年から国際NGOであるHandicap International Belgium, Cambodiaが中心となって，交通安全対策立案を主目的に，交通外傷を対象とする外傷サーベイランスを開始した[11]。データは国立病院，州病院，郡病院，ヘルスセンターおよび警察から収集されている。医療機関だけでなく警察からもデータ収集することで，システムがカバーする範囲を拡大していることと，両者からの情報を統合しているところに特徴がある。2009年にはデータ項目を改訂し，医療機関においては交通外傷以外の外傷・外因による患者の情報収集を開始している[12]。改訂作業中にはAIS重症度スコアを採用する計画もあったが[6]，最終的にAISの採用は見送られた。

　スリランカでは国際協力機構（JICA）や国際NGOであるAmeriCaresの援助により，2008年から8病院で外傷登録・外傷サーベイランスが開始された[13]。タイのシステム同様に，外傷予防と診療の質評価に利用できるよう，AISによる重症度と生理学的指標を含んでいる。参加病院における資源の不足（データ入力するための人的資源や入力用のコンピュータなど）により，現在ではほとんど機能していないため，外傷予防に焦点を絞ったデータ収集システムの再構築が検討されている（personal communication）。

　ラオスでは保健省の主導で，外傷予防対策立案を目的とした外傷サーベイランスが2006年に8病院で開始された。データ入力に必要な資源の不足から多くの病院でデータ収集が中断しており，現在ではビエンチャン市内の3国立病院のみで継続されている。当初はデータ項目に含まれていなかった生理学的指標は2011年から収集を開始した。2011年4月からウェブ上でデータ入力を行うシステムを導入し，レポート作成を自動化するなどの省力化を図っている。

2) データ項目の比較

　5カ国のデータ項目を比較した結果を表Ⅲ-1に示す。項目ありの場合には○，一部ありの場合には△，項目なしの場合には×と表記している。

(1) core data

　タイ，カンボジア，ラオスでは患者氏名が個人識別子（identifier）として含まれ，スリランカ，日本ではID番号が割り当てられていた。年齢・性別はすべてのシステムに含まれていた。意図（intent）はスリランカ，ラオス，日本では原因（cause of injury）という名称になっていた。スリランカでは交通外傷の選択肢が，日本では労働災害の選択肢が原因に含まれ，ラオスでは意図に加えて他のすべての受傷機転（mechanism）が選択肢として原因に含まれていた。受傷場所（place）はタイ，カンボジア，スリランカで含まれており，受傷時の活動（activity）はカンボジアとスリランカで含まれていた。損傷性状（nature）が含まれていたのはカンボジアのみであった。タイとスリランカでは疾病及び関連保健問題の国際統計分類（International Statistical Classification of Diseases and Related Health Problems：ICD）による診断コードを，日本ではAISによる診断コードを，ラオスでは独自に作成し

表Ⅲ-1　5カ国で収集しているデータ項目の比較

データ種別	タイ	カンボジア	スリランカ	ラオス	日本
コアデータ					
ID	○	○	○	○	○
年齢／性別	○	○	○	○	○
意図	○	○	○	△	○
受傷機転	○	○	○		○
受傷場所	○	○	○	×	×
受傷時の活動	×	○	○	×	×
損傷性状	×	○	×	×	×
診断分類	ICD	×	ICD	固有の診断分類*	AIS
国籍	×	○	×	○	×
外因分類（ICD）	×	×	×	×	×
受傷日時	○	○	○	○	○
residence	○	○	×	○	×
飲酒の有無	○	○	○	○	○
薬物	○	○	×	×	×
重症度カテゴリ	×	○	○	○	×
重症度スコア	AIS	×	AIS	×	AIS
初期診療後の行先	○	○	○	○	○
補足データ（外傷種別）					
交通外傷					
道路利用者分類	○	○	○	○	△
車種	○	○	○	○	
衝突相手	○	○	×	×	×
暴力					
原因	×	○	△	○	×
加害者	×	○	○	×	×
使用された物体・物質	×	×	×	×	×
自殺・自損					
原因	×	×	×	○	×
自殺企図の既往	×	×	×	×	×
追加データ					
職業	○	○	○	○	×
乗員保護	○	○	○	○	×
病院への搬送手段	○	○	○	○	○
病院前救護	○	○	×	○	○
バイタルサイン	ICD	×	ICD	○	AIS
病院での診療内容	×	×	×	×	○
入院病床種別	○	×	×	×	○
障害の内容と程度	×	○	×	×	○

コアデータと補足データはWHOガイドラインに記載のあるもので，網掛のあるものは必ず収集すべき項目（minimum data set）．
*外傷サーベイランスのためにラオスで作成された診断分類（他国では使用していない）

た診断分類コードを利用していた．受傷機転はすべてのシステムで含まれていたが，前述のようにラオスでは意図と受傷機転が単一の項目にまとめられていた．

(2) 主要なoptional data

飲酒の有無はすべてのシステムに含まれていたが，薬物使用の有無はタイとカンボジアでのみ含まれていた．重症度分類としては，カンボジア，スリランカ，ラオスで，大まかな全身状態重症度3分類（重症／中等症／軽症）が含まれ，タイ，スリランカ，日本でAIS重症度分類が含まれていた．

(3) 主要なsupplementary data

交通外傷に関する詳細情報として，道路使用者種別（road user），車種（vehicle involved）はすべてのシステムで含まれていた．日本ではこれらが単一の項目にまとめられていた．衝突の相手（counterpart）が含まれていたのはタイとカンボジアのみであった．暴力の場合の詳細情報として，原因（context），相手との関係（relationship）が一部でも含まれていたのはカンボジア，スリランカ，ラオスである．使用された物・凶器など（object used）についての情報を含んでいたシステムはなかった．自殺についての詳細情報はラオスで原因（risk factor）が含まれていたのみである．

(4) additional data

患者職業は日本を除くシステムで含まれていた．シートベルトやヘルメットなどの乗員保護も，日本を除くシステムで含まれていた．病院搬送手段はすべてのシステムで含まれていたが，病院前救護の内容や適切さについてはスリランカ以外のシステムで含まれていた．生理学的指標はカンボジア以外のシステムで含まれていた．

4 考察

タイとスリランカのシステムは当初から外傷予防と診療の質評価の2つの目的をもっており，予防対策立案に必要な受傷時の状況と，診療の質評価の際のリスク調整に必要なAIS重症度スコアと生理学的指標が含まれている．それに対して，カンボジアとラオスのシステムでは，外傷予防に重点があるためTRISS法に必要な情報が欠け（生理学的指標はラオスのシステムには含まれる），一方で日本では診療の質評価に重点をおいているために受傷時の状況に関する情報は不十分である．

外傷予防対策立案・評価を目的とする場合と診療の質改善を目的とする場合に必要なデータ項目は非常に類似しており，タイにおける成功例にみられるように，単一のデータベースを2つの目的に利用するのが効率的であり，資源の乏しい途上国には適している．カンボジアとラオスのシステムにAIS重症度スコアと生理学的指標を加えれば診療の質評価にも利用可能となるが，途上国でAISを使用することには技術的にも経済的にも困難がある．ICDコードを用いた分類さえも行われていない状況でAISを導入するのは不可能であろうし，技術的に可能であってもAISのトレーニングやコードブックにかかる非常に高いコストは途上国にとって大きな負担となる[14]．さらに，AISの最新版ではその使用自体に費用が発生することになるため，途上国において正規ルートで普及する可能性は低い．したがって，ICDのコードを用いたICD injury severity score（ICISS），あるいは全身状態重症度3分類カテゴリを用いた簡便な予後予測式などの利用を検討する必要がある[15]．

JTDBでは，意図や受傷機転の分類，交通外傷の詳細情報についての分類に，WHOのガイドラインと相違点がある．相違点を修正し，受傷場所や受傷時の活動についての項目を追加することにより，外傷予防対策立案への活用や国際比較が可能になるなどのメリットが得られるはずである．データ項目やその選択肢の修正による大きなデメリットが存在しないのであれば，ガイドラインと一致させる方向での修正を検討してもよいのではないだろうか．

データ収集と入力には多大な資源を要するため，タイやカンボジアのように保健省あるいは国際NGOの主導的関与がない場合には，個人の献身的努力に頼ることとなり，スリランカやラオスのように徐々に参加病院数が減少する結果となってしまう．同様の問題は日本にも存在し，データ入力のための十分な資源（人的および物的）がJTDB参加に影響しているという調査結果がある[16]．外傷登録・外傷サーベイランスでは，外傷予防あるいは診療の質改善に必要な介入を立案するための情報を得るだけでな

く，その効果を評価するために継続的なデータ収集を行うことが求められる。そのためには，行政による（保健省だけでなく交通外傷については交通省や警察なども含む）積極的な関与と支援が不可欠である。

5 まとめ

5カ国の外傷登録・外傷サーベイランスとWHOのガイドラインとの比較を行い，データ項目に相違はあるものの若干の修正により，単一のデータベースを外傷予防と診療の質改善の2つの目的に活用できることを示した。ただし，高コストで途上国には負担が大きいAISを用いない簡便なリスク調整方法を導入する必要性や，持続的なデータ収集のためには行政の関与と支援が不可欠であることなどを考察した。

重要な用語

外傷サーベイランス

外傷・外因の予防対策立案と予防対策の効果評価を目的として，外傷・外因による傷害の発生状況および受傷時の状況に関するデータを継時的に収集するシステム。病院でデータ収集を行う方法，コミュニティで行う方法があるが，継続的に行うことが求められるために病院で実施することがほとんどである。

文 献

1) World Health Organization: Cause-specific mortality: regional estimates for 2008. http://www.who.int/healthinfo/global_burden_disease/estimates_regional/en/index.html
2) Peden M, Scurfield R, Sleet D, et al. (eds): World report on road traffic injury prevention. World Health Organization, Geneva, 2004.
3) World Health Organization: World Health Statistics 2008. World Health Organization, Geneva, 2008.
4) Holder Y, Peden M, Krug E, et al. (eds): Injury surveillance guidelines. World Health Organization, Geneva, 2001.
5) Mock C, Juillard C, Brundage S, et al.: Guidelines for trauma quality improvement programmes. World Health Organization, Geneva, 2009.
6) Nakahara S, Jayatilleke AU, Ichikawa M, et al.: Feasibility of standardized injury surveillance and reporting: a comparison of data from four Asian nations. Inj Prev 2008 Apr; 14: 106-12.
7) Santikarn C, Punyaratanabandhu P, Podhipak A, et al.: The establishment of injury surveillance in Thailand. International Journal of Consumer Product Safety 1999; 6: 133-43.
8) Injury surveillance information system. http://k4ds.psu.ac.th/~isis/
9) Ministry of Public Health Thailand: Annual epidemiological surveillance report 2011. http://www.boe.moph.go.th/Annual/AESR2011/index.html
10) Bureau of Epidemiology: Injury surveillance system Thailand. Ministry of Public Health Thailand, Bangkok, 2012.
11) Handicap International Belgium: Cambodia road traffic accident and victim information system; Annual report 2004. Handicap International Belgium, Phnom Penh, 2005.
12) Handicap International Belgium: Cambodia road crash and victim information system; Annual report 2009. Handicap International Belgium, Phnom Penh, 2010.
13) Trauma Secretariat Sri Lanaka. Surveillance. http://www.traumaseclanka.gov.lk/surveillence.htm
14) Kim Y, Jung KY, Kim CY, et al.: Validation of the International Classification of Diseases 10th Edition-based Injury Severity Score (ICISS). J Trauma 2000; 48: 280-5.
15) Nakahara S, Ichikawa M, Kimura A: Simplified Alternative to the TRISS Method for Resource-Constrained Settings. World J Surg 2011 Mar; 35: 512-9.
16) Ichikawa M, Nakahara S, Wakai S: Factors related to participation in the Japan Trauma Data Bank. JJAAM 2005; 16: 552-6.

（中原慎二）

3 各国の地域外傷登録制度比較

1 はじめに

外傷登録は外傷患者に関する情報を集積した包括的データベースである。最も基本的な外傷登録は院内外傷登録で，個々の病院に備えられている。ある地域内の複数の院内外傷登録を集積した地域レベルの外傷登録を regional trauma registry（以下，地域外傷登録）という。地域外傷登録には国レベルの外傷登録（以下，国内外傷登録），州レベルの外傷登録（以下，州外傷登録），複数の国内および州外傷登録を集積した multi-national trauma registry（以下，多国間外傷登録）などがある。地域外傷登録は，そのデータを利用して病院間の外傷治療成績の比較や地域の外傷疫学情報の収集が可能である[1]。

これまでの比較研究により，地域外傷登録間に多くの差異があることが報告されてきた[2,3]。たとえば，資金源，データ登録方法，選択基準，登録項目数などに違いがあることがわかっている。特に登録すべき患者の選択基準や登録項目に差があるために，異なる地域外傷登録間の直接比較は困難である。

2011年7月の時点で，17の地域外傷登録が報告されている（表Ⅲ-2）[4,5]。国内外傷登録が存在しない国に限り，州および地域外傷登録として本表に収載した。表Ⅲ-3に各地域外傷登録の構成を，表Ⅲ-4に登録すべき患者の選択・除外基準を示す。

2 選択・除外基準

登録すべき患者の選択・除外基準には地域外傷登録間で大きな差がある。そのために各地域外傷登録の患者背景因子には大きな差がみられる（表Ⅲ-5）。特にISS>15以上の患者の比率や粗死亡率に大きな差がある。このような差をなくすために，地域外傷登録間の選択・除外基準を統一する試みが欧州で行われている[6]。この試みでは「New ISS（NISS）>15」が唯一の選択基準に決定された。しかし「集中治療室（ICU）への入室」という選択基準が粗死亡率に有意に関与することがわかっている[2,3]。これは「ICUへの入室」という基準により他の基準では選択されない重症患者が抽出されるためかもしれない。したがって「NISS>15」という基準が「ICUへの入室」で選択されるような重症患者を選択できているか，他の基準は必要ないかを検討する必要があろう。

3 運用資金

地域外傷登録を持続的かつ安定的に運用するためには資金源の確保が重要である。最も多い資金源は政府出資であった（表Ⅲ-3）。継続性と予測可能性において政府出資は他の資金源に比べて優れていると報告されている[7]。それゆえ，多くの地域外傷登録は政府資金を資金源としているのであろう。一方，財源を確保することが困難となったためイタリアの国内外傷登録は2011年8月現在その活動を停止しており，また Queensland Trauma Registry も2012年6月でその運用を停止した。南アフリカ共和国においても国内外傷登録を運用しようとする試みがあるが，資金不足のため実際の運用は始まっていない。症例1件あたりの外傷登録の維持費は100オーストラリアドルという報告もあるため，登録症例数が多くなればなるほど，より多額の資金を要する[8]。よって今後新たに運用を開始する地域外傷登録だけでなく，現在運用中の地域外傷登録においても継続的，安定的な運用資金の確保は重要な問題であるといえる。

4 Abbreviated Injury Scale (AIS)

現在，地域外傷登録で使用されているAISはAIS90からAIS2008まで4種類ある。AIS98とAIS2008が最も多く使用されている（表Ⅲ-3）。イタリア，オーストラリア・ビクトリア州では外傷登録に蓄積されたAIS98コードを変換テーブルを用い

3　各国の地域外傷登録制度比較

表Ⅲ-2　世界の地域外傷登録制度

地域	国	地域外傷登録	ホームページアドレス
アジア	日本	Japan Trauma Data Bank (JTDB)	http://www.jtcr-jatec.org/traumabank/index.htm
	マレーシア	National Trauma Database (NTrD)	http://www.acrm.org.my/ntrd/
	UAE	UAE National Trauma Registry	不明
	イスラエル	Israel National Trauma Registry	http://www.gertnerinst.org.il/e/health_policy_e/trauma/trauma_traumaregistry/
北米	米国	National Trauma Data Bank (NTDB)	http://www.facs.org/trauma/ntdb/index.html
	カナダ	National Trauma Registry (NTR)	http://www.cihi.ca/CIHI-ext-portal/internet/en/document/types+of+care/specialized+services/trauma+and+injuries/services_ntr
ヨーロッパ	イギリス	United Kingdam Trauma Audit & Research Network (UKTARN)	https://www.tarn.ac.uk/Login.aspx
	ドイツ	Trauma Register DGU	http://www.traumaregister.de/
	ギリシャ	Greece National Trauma Registry	http://www.trauma-society.gr/
	フランス	French Trauma Registry	http://www.rarr.inrets.fr/
	イタリア	Registro Intraospedaliero Multiregionale Traumi Gravi (RITG)	http://www.cgsi.it/rit/homepage2.htm
	ヨーロッパ14カ国	EuroTARN	http://eurotarn.man.ac.uk/
オセアニア	オーストラリア	Victoria state Trauma Registry (VSTS)	http://www.health.vic.gov.au/trauma/registry.htm
		New South Wales Trauma Registry (NSWTR)	http://www.itim.nsw.gov.au/wiki/The_NSW_Trauma_Registry_system
		Queensland Trauma Registry (QTR)	http://www.uq.edu.au/conrod/index.html?page=100412
		South Australian Trauma Registry	不明
	オーストラリア,ニュージーランド	National Trauma Registry Consortium (NTRC)	http://www.uq.edu.au/ntrc

UAE：アラブ首長国連邦

第3章 諸外国の外傷登録

表Ⅲ-3 地域外傷登録の構成

地域	国（州）	種類	開始年	資金	データ登録方法	AIS	項目数
アジア	日本	国内	2004	参加費, 助成金	ホームページ	AIS98	92
	マレーシア	国内	2006	政府	登録用紙, ホームページ	不明	36
	UAE	国内	2003	不明	ホームページ	不明	100
	イスラエル	国内	1995	不明	ホームページ	不明	300
北米	米国	国内	1993	政府, 学会, データ利用料	データ転送	AIS80〜AIS2005	107
	カナダ	国内	1997	政府	データ転送	AIS90（〜2012.3） AIS2005（2012.4〜）	46
ヨーロッパ	イギリス	国内	1989	参加費	ホームページ	AIS98（〜2009.5） AIS2005（2009.6〜）	250+
	ドイツ	国内	1993	助成金	登録用紙, ホームページ, データ転送	AIS98, AIS2005	287
	ギリシャ	国内	2005	学会	不明	不明	150
	フランス	国内	1995	不明	登録用紙	AIS90	23
	イタリア	国内	2004	政府	ホームページ	AIS98（〜2008） AIS2008（2008〜）	110〜130
	Euro TARN	多国間	2002	国際協力	データ転送	不明	237
オセアニア	ビクトリア州	州	2001	政府, データ利用料	ホームページ	AIS98（〜2010.6） AIS2008（2010.7〜）	36
	ニューサウスウェールズ州	州	2002	政府	ホームページ	AIS98（〜2007.6） AIS2005（2007.7〜2009） AIS2008（2009〜）	>32
	クイーンズランド州	州	1998	政府, 保険会社, 大学	ホームページ	AIS90（1998〜2008） AIS2008（2009〜）	97
	南オーストラリア州	州	1994	政府, 大学	登録用紙	AIS98	95
	オーストラリア, ニュージーランド	2国間	2003	学会, 公的資金	不明	不明	13

AIS：Abbreviated Injury Scale，UAE：アラブ首長国連邦

表Ⅲ-4 登録基準と除外基準

地域	国（州）	選択基準	除外基準
アジア	日本	AIS≥3	なし
	マレーシア	外傷後死亡 ISS>15 人工呼吸管理を伴うICU管理（24時間以上） 緊急手術（胸部，腹部，脊椎，骨盤） 重症頭部外傷（GCS≤8）	なし
	UAE[*1]	病院到着後死亡 24時間以上の入院	なし
	イスラエル	入院 救命室で死亡 他院から転院	現場で死亡 病院到着時死亡 入院なし 受傷から72時間以上後の入院
北米	米国	外傷の診断（ICD-9-CM：800〜959.9） 入院 他院からの転院 外傷後死亡	なし
	カナダ	ISS>12および以下の項目1つ以上 入院 救命室で治療 救命室で死亡	なし
ヨーロッパ	イギリス	入院（3日以上） 他院から転院 ICU管理 外傷後30日以内の死亡	65歳以上の単独大腿骨頸部骨折 65歳以上の単独骨盤恥骨骨折 単独外傷(single isolated injury)
	ドイツ	ICU管理 緊急救命手術	なし
	ギリシャ	入院 病院到着時死亡 他院から転院	既存症が原因の外傷
	フランス	交通事故	なし
	イタリア	受傷から24時間以内の入院かつISS>15 またはICU管理	なし
	Euro TARN	ISS>15	なし
オセアニア	ビクトリア州	外傷死亡 人工呼吸管理を伴うICU管理（24時間以上） 2カ所以上の重症外傷 ISS>15 緊急手術(胸部，腹部，脊椎，骨盤) 入院≥3日 他院から転院	単独大腿骨頸部骨折 上肢，肩，足，膝の単独脱臼 単独非開放性四肢骨折 軟部組織損傷のみ 体表面積の10%未満の熱傷 単独眼球損傷
	ニューサウスウェールズ州	ISS>15 かつ受傷後14日以内に入院[*2] ICU管理 病院内で死亡	単独大腿骨頸部骨折
	クイーンズランド州	入院≥24時間 他院から転院 救命室で死亡 入院中に死亡	なし
	南オーストラリア州	病院により異なる	病院により異なる
	オーストラリア， ニュージーランド	ISS>15	病院到着時死亡 現場死亡

[*1] UAE国内外傷登録の選択基準は不明であるため，Al-Ain Hospitalの選択基準を記載した．
[*2] 現在はISS>12が使用されている．

AIS：Abbreviated Injury Scale，GCS：Glasgow Coma Scale，ICD-9-CM：International Classification of Diseases, Ninth Revision, Clinical Modification，ICU：Intensive Care Unit，ISS：Injury Severity Score，UAE：アラブ首長国連邦

第3章　諸外国の外傷登録

表Ⅲ-5　地域レベルの外傷登録の基本データ

地域	国（州）	総登録症例数	1年あたりの症例数	病院数	1年1病院あたりの症例数	年齢≥65	男性	ISS>15	鋭的外傷	外傷原因	粗死亡率
アジア	日本	55,352（2004〜9）	15,319（2010）	147	102	39.0%	63.0%	39.0%	4.5%	転倒（40.0%, 全体）交通事故（45.0%, ISS>15）	10.9%（全体）21.8%（ISS>15）
	マレーシア	不明	1,220（2008）	8	153	9.2%	88.0%	79.0%	5.9%	交通事故（74.4%）	31.2%
	UAE	3,500（2003〜7）	不明	3	不明	不明	不明	不明	不明	不明	不明
	イスラエル	200,000 不明（1997〜2007）	25,000（2005）	19	1,316	不明	67.0%	10.0%	3.2%	転倒（47.0%, 全体）交通事故（42.0%, ISS>15）	1.7%（全体）12.2%（ISS>15）
北米	米国	4,000,000	680,000（2009）	682	997	22.0%	64.0%	26.0%	9.5%	転倒（37.0%）, 交通事故（30.0%）	2.9%
	カナダ	111,297（1999〜2008）	14,065（2008）	107	131	28.0%	71.0%	86.3%	5.0%	交通事故（41.0%）	11.0%
ヨーロッパ	イギリス	10,735（2000〜3, ISS>15）	23,840（2010）	110	217	29.8%	62.6%	36.4%	4.4%	転倒（44.0%）	不明
	ドイツ	51,425	9,651（2009）	218	44	不明	70.0%	65.0%	5.0%	交通事故（53.8%）	12.7%
	ギリシャ	8,900（2005〜6）	8,900	32	278	23.0%	68.7%	11.2%	0.5%	交通事故（44.0%）	不明
	フランス	114,000（1996〜2008）	8,342（2008）	160	52	7.0%（年齢>60）	63.0%	不明	NA	NA	1.0%
	イタリア	4,397	795（2009）	3	264	21.0%	79.0%	72.0%	2.8%	交通事故（64.0%）	17.5%
	Euro TARN	20,582（2000〜5）	不明	14グループ	NA	不明	不明	NA	4.0%	交通事故（55.0%）	不明
オセアニア	ビクトリア州	40,000	2,600（2008）	138	19	23.5%（2005）	72.0%（2005）	84.5%（2008）	<5.0%	交通事故（23.6%, 2008）転倒（20.7%, 2008）	11.5%
	ニューサウスウェールズ州	18,000	2,002（2008）	14	143	27.9%	71.6%	NA	4.6%	交通事故（38.5%）転倒（38.4%）	13.1%
	クイーンズランド州	不明	16,691（2009）	20	835	26.5%	63.8%	8.6%	6.5%	転倒（44.1%, 全体）交通事故（48.3%, ISS≥13）	2.4%（全体）20.7%（ISS>15）
	南オーストラリア州	39,263	3,206	6	534	10.8%	69.4%	18.0%	5.6%	交通事故	不明
	オーストラリア, ニュージーランド	25,000（2002〜5）	6,939（2005）	4州と7病院	NA	22.1%	72.0%	NA	2.7%	交通事故（48.8%）	12.0%

ISS：Injury Severity Score, NA：not applicable, UAE：アラブ首長国連邦

てAIS2008に変換した[9]。また，カナダでは2012年からAIS2008の使用を開始した。よって今後地域レベルの外傷登録を改変または構築する際には，AIS2008を使用できるようにすべきであろう。

5 登録方法

地域外傷登録で最も多く採用されているデータ登録方法はホームページからの登録である。登録用紙を用いてデータを手入力する方法と比べ，ホームページからのデータ登録は初期費用が高額である。しかしシステムが構築されれば登録用紙を用いたデータ登録より早く，低費用で，正確に症例を登録できる[10]。地域外傷登録を再構築または新たに構築するのであれば，ホームページからのデータ登録を考慮するとよいかもしれない。一方，米国のNTDBではホームページからのデータ登録ではなく，**外傷登録ソフトウェア**を用いたデータの一括登録を採用している。これはNTDBは一病院あたりのデータ登録数が他の地域外傷登録より多いためである。つまりホームページから多くの症例を1例ずつ登録すると登録に要する時間が長くなり，効率的なデータ登録ができなくなるからである。データの登録方法は資金，目的，データ数を考慮して決定する必要があるだろう。

6 まとめ

現在世界には17の地域外傷登録が存在している。各地域外傷登録間にはその構成や症例登録条件に大きな差がある。症例登録条件を統一しようという試みもあるが，現在のところ統一はされていない。また地域外傷登録の運用資金の安定的な確保は重要で，資金不足のためその活動の停止を余儀なくされた事例がある。今後地域外傷登録を新たに開始または改変する際には，その目的に応じた地域外傷登録を構成し，かつ安定的継続的財源の確保が不可欠であろう。

重要な用語

地域外傷登録（regional trauma registry）
国，州といったある地域の複数の医療施設が参加する外傷登録。

文献

1) Nathens AB, Xiong W, Shafi S: Ranking of trauma center performance: the bare essentials. J Trauma 2008; 65: 628-35.
2) Probst C, Paffrath T, Krettek C, et al.: Comparative Update on Documentation of Trauma in Seven National Registries. Eur J Trauma 2006; 32: 357-64.
3) Moore L, Clark DE: The value of trauma registries. Injury 2008; 39: 686-95.
4) 東平日出夫：各国の外傷登録制度の比較．日本外傷学会雑誌 2012; 26: 28-35.
5) Tohira H, Jacobs I, Mountain D, et al.: International comparison of regional trauma registries. Injury 2012; 43: 1924-30.
6) Ringdal K, Coats T, Lefering R, et al.: The Utstein template for uniform reporting of data following major trauma: a joint revision by SCANTEM, TARN, DGU-TR and RITG. Scand J Trauma Resusc Emerg Med 2008; 6: 7.
7) Gronbjerg KA: How nonprofit human service organizations manage their funding sources: key findings and policy implications. Nonprofit Manag Leadersh 1991; 2: 159-75.
8) Cameron PA, Palmer C: Developing consensus on injury coding. Injury 2011; 42: 10-1.
9) Palmer C, Franklyn M, Read-Allsopp C, et al.: Development and validation of a complementary map to enhance the existing 1998 to 2008 Abbreviated Injury Scale map. Scan J Trauma Resusc Emerg Med 2011 19: 29.
10) Weber BA, Yarandi H, Rowe MA, et al.: A comparison study: paper-based versus web-based data collection and management. Appl Nurs Res 2005; 18: 182-5.

（東平日出夫）

4 Trauma Symposium 2011

1 はじめに

"We do same things." これはドイツレジストリーのLefering先生が，2011年スイス・バーセルで直接お会いしたときに，最初に筆者に話しかけてくれた言葉である．この言葉の意味するところは，世界各国に外傷登録システムがあり，それぞれが外傷診療の質の向上をめざして活動している，ということであろう．日本外傷データバンク（JTDB）は米国外科学会（American College of Surgeons：ACS）の主導するNational Trauma Data Bank（NTDB）のデーターセットやAnnual Reportを参考にしながら発展してきた．しかし，同じような活動をしながら国を越えたデータバンク同士の横のつながりはJTDB創設時にはなかった．本節では2011年8月にInternational Surgical Week-Yokohamaのサテライトシンポジウムとして開かれたTrauam Symposium 2011に至るまでの過程とその成果について振り返る．

2 JTDB-NTDB Brain-Storming Meeting in Hawaii

2008年ハワイで米国外傷外科学会（American Association for the Surgery of Trauma：AAST）と日本救急医学会とのジョイントカンファレンスが開かれた．この際に，JTDBはNTDBの主要メンバーを招き，初めて横のつながりをもった（図Ⅲ-1）．日米の出席メンバーの自己紹介と日本側からJTDBの紹介をさせてもらったのち，日本救急医学会主催の夕食会に出席者を招き親交を深めた．出席者の一人John Fildes先生は，当時外傷委員会のトップであり，その後Trauma medical director of the American College of Surgeons, Division of Research and Optimal Patient Careに就任されている．彼と知遇を得たことは日本の外傷ファミリーにとり大変有意義なことであった．またNTDB committeeの前議長David Clark先生は若い時に北里大学に留学されており，大変な親日派であった．当時NTDBは300万件を超えるデータ収集をしていたが，診療の質に影響を与えることの少ない軽傷例（彼らはJunk-Dataと呼んでいた）の扱いについて苦慮している

Dear Prof. Fantus
Allow me to send this Email.
I write this on behalf of the committee on Trauma Registry of Japanese Association of Surgery Trauma. We would like to have a connection between your NTDB and our Japan Trauma Data Bank. Japanese Association of Acute Medicine will arrange to have a business lunch or breakfast with your working group for NTDB at the AAST's 67th annual meeting in Maui island, HI. Please notice me your schedule during your stay in Hawaii and recommend me my counterpart of out plan.
I also send same contents to Prof. Fildes
Thank you for your cooperation.
Best regards,
Takashi Fujita, MD, FACS
Member of the committee on Trauma Registry of Japanese Association of Surgery Trauma
foujitausc@hotmail.com
tfujita-gi@umin.ac.jp

図Ⅲ-1　The 67th AAST meeting in Maui, Hawaii でのブレインストーミングの共催のお願い

Dear Dr. Hoeft
Thank you very much for your E-mail of May 21.
This is Takashi Fujita who was an organizer of NTDB/JTDB brain-storm meeting at AAST in Hawaii in last September. I write this on behalf of the Organization of the Japan Trauma Care and Research which is a sponsor of Japan Trauma Data Bank.
We would be absolutely delighted to attend the luncheon meeting on Sunday, 6 September 2009 and sponsored by the American College of Surgeons National Trauma Data Bank and the RACS Trauma Registries sub-committee.
  Dr. Aoki from University of Texas, Dr. Tohira from University of Western Australia and I will attend the meeting. Dr. Aoki will introduce our activity and system of JTDB.
 Thank you again for your invitation.

I am looking forward to seeing you at Adelaide.

Takashi Fujita MD, FACS

図Ⅲ-2　Trauma Symposiumへの参加表明

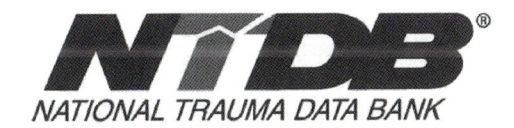

NTDB
NATIONAL TRAUMA DATA BANK

American College of Surgeons National Trauma Data Bank and the RACS Trauma Registries sub-committee

Meeting Agenda
Sunday 6 September 12:00 – 16:00
Stamford Plaza Adelaide
Boulevard Room
150 North Terrace
Adelaide, SA 5000, Australia

Co-chairs Dr. Avery Nathens and Dr. Cliff Pollard

Welcome
　12:00 - Welcome and introduction (Nathens and Pollard) - *Cold lunch available*

Symposium Topic 1: Trauma Benchmarking and Outcomes
　12:30 - TRISS for Benchmarking Purposes vs. Identifying Risk Factors for Outcome vs. Individual Triage tool (McClure, Schluter)
　12:45 - Developing a Population Based Registry and Long Term Outcomes (Cameron)
　1:00 - TQIP Overview (Nathens)
　1:15 - Predicting risk-adjusted mortality for trauma patients: Logistic versus multilevel logistic models (Clark)
　1:30 - Profiling trauma centers: a comparison of outcomes observed in the 59 designated trauma centers in Quebec, Canada (Lavoie)
　1:45 - Benchmarking and Outcomes Discussion

Symposium Topic 2: Trauma Registries
　2:00 - Revised Aust./NZ MDS; Progressing the NTR (Pollard, Gruen, Palmer)
　2:15 - Organization of the Japan Trauma Care and Research – JTDB (Fujita, Aoki, Tohira)
　2:30 - What the Canadian NTR Does and Does Not Do – (Simons)
　2:45 - Registries Discussion

Symposium Topic 3: Trauma Systems
　3:00 - Summary of the Development of a Regional Trauma System in Midland New Zealand (Christey)
　3:15 - Benchmarking of US Trauma Systems (Mann)
　3:30 - Systems Discussion

General Discussion

Adjourn – 5:00

図Ⅲ-3　Trauma Symposium in Adelaid

第3章　諸外国の外傷登録

Japan Trauma Data Bank
Trauma Symposium 2011

Sunday 28 August, 10:00-12:00 (The first day of ISW2011)
Conference room on the 4th floor in administrative building
Teikyo University (Itabashi Campus)
2-11-1 Kaga Itabashi-ku Tokyo, Japan 173-8605

- Welcome Message
- Scientific Program
- Contact Us
- JTDB annual report (PDF)

JTCR
JATEC
日本外傷データバンク

Trauma Symposium 2011

* The schedule and the hall were changed.

Date:
Sunday 28 August, **10:00-12:00**
(The first day of ISW2011)

Venue:

Conference room on the 4th floor in administrative building
Teikyo University (Itabashi Campus)
2-11-1 Kaga Itabashi-ku Tokyo, Japan 173-8605

View Larger Map

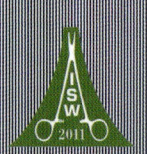

Welcome Message

On behalf of the trauma families in Japan, it is our greatest honor to host the 2nd Trauma Symposium during International Surgical Week 2011 (ISW 2011) in Yokohama, Japan, from August 28 to September 1.

The symposium will be held in Japan for the first time, as the very second International Trauma Symposium following the ISW2009 in Adelaide, Australia. In order to establishing the Trauma Symposium tradition, we are now working as one and making every effort possible to lead this symposium to success.

We stimulate you all to block the Trauma Symposium 2011 on the first day of ISW 2011 in your manual or electronic diary.

It will be a great pleasure to welcome you in Yokohama!

With kind regards,

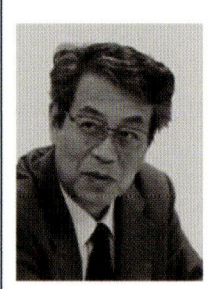

Tohru Aruga, MD
President of the non-profit organization of Japan Trauma Care and Research

Scientific Program

Meeting Agenda

Co-Chairs : Daizo Saito(Japan)/ Russell Gruen(Australia)

10:00	Welcome		
	Tetsuya Sakamoto	(Non-Profit Organization of Japan Trauma Care and Research)	Japan

図Ⅲ-4　Trauam Symposium 2011のホームページ

Part 1 : Trauma Registries in the world			
10:05	Hayato Kurihara	Trauma registries in Italy	Italy
10:20	Lee Ken Hyun	Trauma Registry in Korea	Korea
10:35	Timothy J Coats	Trauma Registry in UK	UK
Part 2 : Quality Improvement			
11:00	Russell Gruen	Australian Trauma Registry and Australian Trauma Quality Improvement Program	Australia
11:15	Avery Nathens	Performance Indicator on NTDB and TQIP	USA/Canada
11:30	Peter Cameron	The experience of using registry data to drive system change in Victoria, Australia.	Australia
11:45	Rolf Lefering	Performance Indicator on German Trauma Registry	Germany
12:00	Noriaki Aoki	Performance indicator on Japan Trauma Data Bank	Japan

General Discussion
Adjourn 13:00
Transfer to the Opening Ceremony of ISW2011 in Yokohama

Trauma Symposium 2011 Agenda (PDF)

Contact Us

Secretariat Office:
JTCR (Japan Trauma Care and Research)
IN Herusu-shuppan Jigyo-bu 2-2-3 Nakano Nakano-ku Tokyo, Japan 164-0001

E-mail:jtcr-info@jtcr-jatec.org
HP:https://www.jtcr-jatec.org/index.html (Japanese Only)

Return to Top

図Ⅲ-4　Trauam Symposium 2011のホームページ（続き）

ことを知った。JTDBがAIS 3点以上に絞って登録を奨励していることに評価をいただいた。

出席者（敬称略）は以下の通り。

日本側：横田順一朗（市立堺病院），坂本哲也（帝京大学），齋藤大蔵（防衛医科大学校），青木則明（テキサス大学），箕輪良行（聖マリアンナ医科大学），森村尚登（当時帝京大学，現横浜市立大学），藤田尚（帝京大学）

アメリカ側：John Fildes，David Clark，Juan Asensio, Melanie L Neal（NTDB-Manager）

3　NTDB-RACS-Trauma Registries subcommittee Meeting at Adelaide in Australia

2009年9月6日，International Surgical Week 2009の開催に合わせ，オーストラリアのアデレードでRoyal Australian College of Surgeons（RACS）のTrauma Registries subcommitteeと米国外科学会のNTDBがホストとなりレジストリーの会議が開かれた（図Ⅲ-2）。前年ハワイで知遇を得たNTDB-ManagerのNeal女史より招待状が届き，日本から藤田尚（帝京大学），青木則明（テキサス大学）と東平日出夫（西オーストラリア大学）の3名が参加した（図Ⅲ-3）。JTDBを代表して青木先生がプレゼンを行った。

この会議の第1部ではTrauma Benchmarking and Outcomesと題し，質の評価の方法，その実際について各国から紹介があった。Peter Cameron先生（Monash大学）よりオーストラリア・ビクトリア州ではPopulation Based Registryが整備され長期の質の評価を可能にしていることが発表された。またAvery Nathens先生より米国外科学会のTrauma Quality Improve Program（TQIP）について紹介があった（http://www.ameriburn.org/2012BQCC/TQIP_Nathens.pdf参照）。前年にハワイでお会いしたDavid Clerk先生からはリスク調整死亡率予測に対するMultilevel logistic Modelの可能性について

第3章　諸外国の外傷登録

```
Japan Trauma Data Bank
Trauma Symposium 2011

Meeting Agenda
Sunday 28 August 10:00-12:30
Conference room on the 4th floor in administrative building
Teikyo University (Itabashi Campus)
2-11-1 Kaga Itabashi-ku Tokyo, Japan 173-8605

Co-Chairs      Daizo Saito(Japan)/ Russell Gruen(Australia)
    10:00   Welcome
            Tetsuya Sakamoto    (Non-Profit Organization of Japan Trauma Care and Research)    Japan
Part 1      Trauma Registries in the world
    10:05   Hayato Kurihara     Trauma registries in Italy                                      Italy
    10:20   Lee Ken Hyun        Trauma Registry in Korea                                        Korea
    10:35   Timothy J Coats     Trauma Registry in UK                                           UK
    10:50   Break & Brunch
Part 2      Quality Improvement
    11:00   Russell Gruen       Australian Trauma Registry and Australian Trauma Quality Improvement Program   Australia
    11:15   Avery Nathens       Performance Indicator on NTDB and TQIP                          USA/Canada
    11:30   Peter Cameron       The experience of using registry data to drive system change in Victoria, Australia.   Australia
    11:45   Rolf Lefering       Performance Indicator on German Trauma Registry                 Germany
    12:00   Noriaki Aoki        Performance indicator on Japan Trauma Data Bank                 Japan
General Discussion
Adjourn 1300
Transfer to the Opening Ceremony of ISW2011 in Yokohama
```

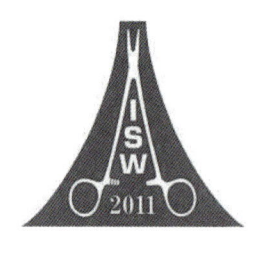

図Ⅲ-5　Trauma Symposium 2011ウェブ会議のプログラム

の発表があり，大いに感化された。

International Surgical Week-Yokohama 2011においてJTDBがホストとなりTrauma Symposiumを日本で開催することを要望され，横浜での再会を誓った。

4　Trauma Symposium 2011

International Surgical Week-Yokohamaのサテライトシンポジウムとして JTDBがホストとなり"Trauma Symposium 2011"を開催することを日本外傷診療研究機構（Japan Trauma Care and Research：JTCR）理事会で承認を得たのち，International Surgical Society（ISS/ISC）に正式に申請した（図Ⅲ-4）。

3月11日に発生した東日本大震災の影響か，想定していたスピーカ数名の来日が中止となったため，ウェブ会議システムを用いて帝京大学の会議室と世界各地をインターネットで結び会議をすることに変更した（図Ⅲ-5）。

議長をJTDBから齋藤大蔵先生（防衛医科大学校）とRassel Gruen先生（Director of Australian National Trauma Research Institute）にお願いし，定刻どおりに開始した。帝京大学でのon-site speakerはHayato Kurihara（Italy），Russell Gruen（Australia），Noriaki Aoki（Japan）の3名，on-line speakerはLee Ken Hyun（Korea），Timothy J Coats（United Kingdom），Avery Nathens（USA/Canada），Peter

Cameron (Australia), Rolf Lefering (Germany) の5名であった。時差をもろともとせず，ヨーロッパ，北米から参加くださった方々に改めてこの場を借りて感謝の意を表したい。

　本会議でもJTDBの5年間の取り組みについて青木先生（テキサス大学）より発表していただいた。JTDBは世界で最初のオンライン登録システムや，同時性のquality indicatorのfeedbackシステムの導入など，登録数ではかなわないものの世界のトップランナーであることを改めて認識した。しかしながらGruen先生が関与したCRASH-II studyやLefering先生のグループから明らかにされたWhole-body CTの有用性など，登録システム，レジストリーのデータを利用した臨床研究のあり方については，日本は周回遅れであることを痛感した。

　初めてのウェブ会議開催にあたり，3週間前より同じ時間でリハーサルを繰り返し万全の状態で本番に備えたが，本番で韓国のLee先生の音声受診状況が悪いことや，Cameron先生のプレゼンテーションの音声受診が途切れるなどいくつかのトラブルがあった。原因の1つに海外から想定数以上のウェブ会議参加者があり，キャパシティーオーバーになったことがあげられた。今後こうした国際会議をする際に今回の経験を生かしたい。

　　　　　　　　　　　　　　　　　（藤田　尚）

5 AISの誕生と変遷

Abbreviated Injury Scale（AIS）は，1950～60年代における欧米諸国での自動車交通事故調査において，人体に生じた損傷をスケール化するために開発されたもので，1971年に発表されたのが最初である[1]。

事故調査の目的は，人体損傷の発生頻度や発生機序から自動車の設計を評価できるような疫学的データを提供することであり，技術者，事故調査専門家，医師，解剖学者などで構成された米国医師会（American Medical Association：AMA）のCommittee on medical aspects of automotive safetyが，米国自動車医学振興協会（Association for the Advancement of Automotive Medicine：AAAM），および自動車技術者会（Society of Automotive Engineers：SAE）の後援を受けてAISを策定し提唱した。

当初は自動車交通事故の鈍的外傷にのみ対応していたが，人体に生じたあらゆる損傷を重症度によってランク付けし数値化すること，および損傷を表現する用語を標準化することを目的として発展し，最新版のAIS2005 update 2008ではほぼすべての外傷に適応されるまでになっている。AISは外傷の重症度を評価する解剖学的指標の代表格であり，単一の損傷の重症度を表現するコード化された指標であるのに対し，AISをもとにして算出するInjury Severity Score（ISS）は多発外傷を評価する数値化された指標であり，死亡率とよく相関している[2,3]。

1971年に発表された当初のAISはきわめて初歩的で75の損傷を記載したにすぎなかったが，解剖学的損傷を評価する世界的標準ツールとして各分野で採用され，以後数年ごとに改訂を重ね充実し現在に至る。

改訂年ごとの主な改訂内容を列挙する。

1976年[4]
- AIS 1（軽症）からAIS 6（救命不能）および損傷度の不明なものをAIS 9としてスコア化
- 項目数500の初のDictionary（手引書）として刊行

1980年[5]
- 頭部の項の脳損傷と意識レベルについて改正
- 死亡を含めた転帰と損傷そのものを明確に区別化
- 熱傷について詳記
- 体表の軟部組織損傷の大きさについて追記

1985年[6]
- 胸部と腹部の損傷および血管損傷についての臨床的用語を充実化
- 穿通性損傷のコードを導入
- 6桁のコードとして収載

1990年[7]
- コード選択のガイドラインを導入
- 脳損傷について拡充
- AIS85で盛り込まれた穿通性損傷の用語を改良し統一
- 小児への適否について調査し，不適であったいくつかの出血量に関するものに対し15歳以下という条件を取り入れ適応を図り，それら以外はそのまま適応可能とした
- 現行の7桁のコードとなり，各桁に損傷部位や形態などの意味付けを付与
- 1,300項目となり大幅に充実化

1998年[8]
- AIS90で導入されたガイドラインのより一層の充実化とルールを導入
- 体表損傷のISS算出時の扱いについて明確化
- Organ Injury Scale（OIS）[9-14]を導入

2005年[15]
- 重症度を再評価し一部変更
- 損傷内容や専門用語の記述をより一層充実させて詳記
- Orthopaedic Trauma Association（OTA）の骨折分類体系[16]を導入
- 一側の損傷と両側の損傷で重症度が異なる損傷に両側性損傷のコードを導入
- 凍傷や窒息，溺水，低体温症，爆傷などを新たに追加し約2,000項目のコードに拡充
- 肺臓や肝臓および四肢骨の図を挿入

2008年[17]
- AIS2005にはなかったルールを追加して曖昧な点を解消
- 15の新しいコードを追加
- Functional Capacity Index（FCI）[18)-20)] を記載

　以上のようにAISは，外傷診療や患者登録制度の発展とともに，医療従事者のみならず自動車技術者や事故調査専門家らと共有しながら国際標準指標として発展を遂げ今日に至っている。世界的かつ異業種でも通用する共通言語といえるまでに発達してきたのは，AISの利用目的や利用者が異なっていても，ガイドラインに従ってルールに合致し一貫性を保ったコード選択を行えば，損傷を論じる際に，正確度が高い損傷データとして普遍的に幅広く用いることができるようにと絶えず改訂作業が繰り返されてきたからこそである。もちろんAISは万全な指標ではなく不完全な箇所もあるが，今後も外傷診療や自動車安全技術などの進歩とともに変遷し洗練されていくことであろう。

重要な用語

AIS

Abbreviated Injury Scaleの略語。人体への損傷形態と重症度を示す解剖学的指標で，コード化された唯一の国際的分類。小数点を含む7桁のコードで表現され，小数点以下の数字をAISスコアといい重症度を表す。

ISS

Injury Severity Scoreの略語。多発外傷を評価する数値化された指標であり，1～75の整数で表現される。単一の外傷の重症度を表すAISスコアをもとに算出する。

文　献

1) Rating the severity of tissue damage. I. The abbreviated injury scale. JAMA 1971; 215: 277-80.
2) Baker SP, O'Neill B, Haddon W Jr, et al.: The injury severity score: a method for describing patients with multiple injuries and evaluating emergency care. J Trauma 1974; 14: 187-96.
3) Bull JP: The injury severity score of road traffic casualties in the relation to mortality, time of death, hospital treatment time and disability. Accid Anal & Prev 1975; 7: 249-55.
4) The Abbreviated Injury Scale (AIS) 1976 revision. AAAM, Morton Grove, IL, 1976.
5) The Abbreviated Injury Scale (AIS) 1980 revision. AAAM, Morton Grove, IL, 1980.
6) The Abbreviated Injury Scale (AIS) 1985 revision. AAAM, Arlington Heights, IL, 1985.
7) The Abbreviated Injury Scale (AIS) 1990 revision. AAAM, Des Plaines, IL, 1990.
8) The Abbreviated Injury Scale (AIS) 1990 revision Update 1998. AAAM, Des Plaines, IL, 1998.
9) Moore EE, Shackford SR, Pachter HL, et al.: Organ injury scaling: spleen, liver and kidney. J Trauma 1989; 29: 1664-6.
10) Moore EE, Cogbill TH, Malangoni MA, et al.: Organ injury scaling Ⅱ: Pancreas, duodenum, small bowel, colon and rectum. J Trauma 1990; 30: 1427-9.
11) Moore EE, Cogbill TH, Jurkovich GJ, et al.: Organ injury scaling Ⅲ: Chest, wall, abdominal vascular, ureter, bladder and urethra. J Trauma 1992; 33: 337-9.
12) Moore EE, Malangoni MA, Cogbill TH, et al.: Organ injury scaling Ⅳ: Thoracic vascular, lung, cardiac and diaphragm. J Trauma 1994; 36: 299-300.
13) Moore EE, Cogbill TH, Jurkovich GJ, et al.: Organ injury scaling: spleen and liver (1994 Revision). J Trauma 1995; 38: 323-4.
14) Moore EE, Jurkovich GJ, Knudson MM, et al.: Organ injury scaling Ⅵ: Extrahepatic biliary, esophagus, stomach, vulva, vagina, uterus (nonpregnant), uterus (pregnant), fallopian tube and ovary. J Trauma 1995; 39: 1069-70.
15) The Abbreviated Injury Scale (AIS) 2005 revision. AAAM, Barrington, IL, 2005.
16) Fracture and dislocation compendium, Orthopaedic Trauma Association Committee for Coding and Classification. J Orthop Trauma 1996; 10(suppl. 1): 1-154.
17) The Abbreviated Injury Scale (AIS) 2005 revision Update 2008. AAAM, Barrington, IL, 2008.
18) MacKenzie EJ, Damiano A, Miller T, et al.: The development of the Functional Capacity Index. J Trauma 1996; 41: 799-807.
19) MacKenzie EJ, McCarthy ML, Luchter S, et al.: Validating the Functional Capacity Index. Qual Life Res 2002; 11: 797-808.
20) Segui-gomez M: Application of the Functional Capacity Index to NASS CDS Data. Final Report to NHTSA. DOT HS 808 492.

〈上野正人〉

6 ICDとAIS

1 ICDの特徴

「疾病及び関連保健問題の国際統計分類」(International Statistical Classification of Diseases and Related Health Problems：ICD）は，世界保健機関憲章に基づき，世界保健機関（WHO）が10万以上の病名を整理したもので，世界中で使用されている疾病分類の共通コードである。1900年に国際死因分類として発足したが，その後10年毎に改訂され，第7回より疾病分類として医療機関で利用されるようになった。ICDにより異なる国・地域・時点で集計された死亡や疾病データの記録，比較，分析が行える。現在，基準になっているICDは，第10回目の修正版として，1990年の第43回世界保健総会において採択されたもので，ICD-10（1990）と呼ばれている[1]。現在，日本ではその後のWHOによるICD-10の一部改正の勧告であるICD-10（2003）に準拠した「疾病，傷害及び死因の統計分類」を作成し，統計法に基づく統計調査に使用されるほか，医学的分類として医療機関における診療録の管理等に活用されている。22の章から構成されており，和訳されたものが厚生労働省のウェブサイトから参照できる[2]。ICD-10では，分類はアルファベットと数字によりコード化されている。最初のアルファベットが全21章からなる大分類，続く数字は中分類，コンマ以下は小分類を表している。外傷については，第19章「損傷，中毒及びその他の外因の影響（S00-T98）」のコードが対応している。また第20章「傷病及び死亡の外因（V01-Y98）」では，外傷の発生した場所，状況，原因などが分類されている。

2 外傷とICDコーディング

ICDは多数の傷病名を網羅する国際標準分類であることから，診療記録あるいは診療報酬請求といった診療情報管理に用いられるようになり，さらに2003年4月より順次，診断群分類包括評価（Diagnosis Procedure Combination：DPC）が導入されてからは，診断群分類はICDでコードされた傷病名により定義されるようになった。したがってICDコードは日常診療との関係がますます密接になったが，外傷診療についてはその特性から，いくつかの限界が見出されてきた。

1）コードが大まかな臓器別である点

中分類「S36 腹腔内臓器の損傷」を表Ⅲ-6に示す。小分類は臓器別に項立てされている。一例として，膵頭部十二指腸損傷であっても，単純な空腸損傷であっても「S36.4 小腸損傷」とコードされることになる。

2）重症度が定義されていない点

ICD-10では，重症度を表すコードがない点で，後述のAISと異なる。

3）多発外傷を定義しにくい点

単一傷病を単一コードに対応させている一方で，多部位の損傷については，大まかな部位のなかでの複数箇所損傷が定義されているのみである（例：多部位の損傷〔T00-T07〕）。外傷診療でいうところの多発外傷（例：重症頭部外傷＋肝損傷，腹腔内出血）というコードはなく，コードの並列で対応せざるをえないが，これは最も医療資源を投入した傷病名から診断群分類が定義されるDPCでは依然として課題である。

いずれも，ICDが歴史的に死因分類から発展してきたことと深い関係がある。さらに，国際統計やその場所・時系列的な比較の観点からは，医療資源の乏しい国や地域においても共通して使用できる分類が求められるため，各種検査機器を用いてつきとめる詳細な診断名ばかりでなく，末尾が「.9」の分類に代表される「詳細不明」や「その他」を定義するコードも多く残す必要がある。

表Ⅲ-6 ICD-10コードの例（一部表記を省略）

S36	腹腔内臓器の損傷
S36.0	脾損傷
S36.1	肝又は胆嚢の損傷
S36.2	膵損傷
S36.3	胃損傷
S36.4	小腸損傷
S36.5	大腸損傷
S36.6	直腸損傷
S36.7	腹腔内臓器の多発性損傷
S36.8	その他の腹腔内臓器の損傷
S36.9	詳細不明の腹腔内臓器の損傷

Ps（予測生存率）$= 1/(1+e^{-b})$

・鈍的外傷の場合
 $b = -0.4499 + 0.8085$（RTS）$- 0.0835$（ISS）
 $- 1.7430$（age index）

・鋭的外傷の場合
 $b = -2.5355 + 0.9934$（RTS）$- 0.0651$（ISS）
 $- 1.1360$（age index）

age index $= 0$（0〜54歳），$= 1$（55歳以上）
RTS $= 0.9368$（GCS）$+ 0.7326$（SBP）$+ 0.2908$（RR）

図Ⅲ-6 TRISS法による予測生存率の算出
Psが0.5を超えているにもかかわらず死亡した症例をunexpected deathとし，さらにpeer reviewの審査によって防ぎえた外傷死（preventable trauma death：PTD）か否か判断する．

3 AIS・ISS

　一方，多部位損傷（あるいは多発外傷）の解剖学的な重症度を示す指標には，ISSが広く用いられている。ISSはAISの重症度スコアにより計算する。AISは損傷部位と損傷形態を表す6桁の数値と重症度スコアを表す1桁の数値（1 軽症〜6 致命的）のコード構成をとる。頭頸部，顔面，胸部，腹部および骨盤，内臓器，四肢および骨盤，体表の6部位のAISスコアの上位3部位について，2乗して足した値をISSと定義する[3]（ただしAIS 6点の部位があればISS 75点とする）。ISSは死亡率や入院日数と相関するため広く評価されている。外傷症例の予測生存率では解剖学的な重症度を示すISS，生理学的な重症度を示すRevised Trauma Score（RTS），および年齢の独立項目から予後予測式（probability of survival；Ps）を算出するTRISS法[4]が最も知られている。Psが0.5を超えているにもかかわらず死亡した症例をunexpected deathとし，そのなかから専門家がpeer reviewすることによって防ぎえた外傷死（preventable trauma death：PTD）を判断するというのが標準的手法である（図Ⅲ-6）。外傷診療の質の向上をめざすためには，PTDを把握し，より少なくすることが課題である。米国のNTDBや，日本外傷データバンク（JTDB）の重症度項目は，AIS90 update 98コーディング（『AIS90 Update 98 日本語対訳版』〔日本外傷学会，財団法人日本自動車研究所監訳，日本外傷学会Trauma registry検討委員会訳，へるす出版，2003〕参照）をもとにしている。AISは交通事故の統計をもとにして重症度に重点がおかれているため，軽症に関しては分類が少ない。また，AISは身体の表面から中心に向かって，すなわち皮膚・筋・骨・神経・血管，と区別する一方で，ICDは人体図に損傷部位を書き込むかのような，部位別を意識した分類となっている。たとえば，ICDでは脊椎は部位別に頸部，胸部，腹部の項目に別々にエントリーされている。

　なおAISはもともと自動車事故に関する大規模なデータベースとして利用することを目的として米国で考案されたもので，AAAMほかに著作権がある。

4 外傷診療に適した分類の考え方とICD改訂作業

　主要な外傷の診断分類には，以上のICD，AISがあり，それぞれ診療情報管理，JTDB登録に使用されることが多い。解剖学的損傷部位の分け方や細かさ（粒度）の点で相互に大小がある。すなわち一方が他方を包含する関係でないため，相互変換できない。したがって外傷診療に携わる多くの医療施設で二重コーディングの負担が生じている。このためにはICDとAISの相互変換ではなく，ICDとAISのどちらからも変換できるような，やや詳細な新分類を設定することがよいと考えられる（図Ⅲ-7a）。解剖学的な粒度の差については，各部位について詳細なほうに合わせる（図Ⅲ-7b）と，両コードの特徴が生かせる。特にICDは広く疫学的なデータの蓄積がある。これらの統計資産との連続性を保つ意味で，従来の分類より詳細になることはあっても，従来の分類項目を廃止することはできない。つまり下

第3章　諸外国の外傷登録

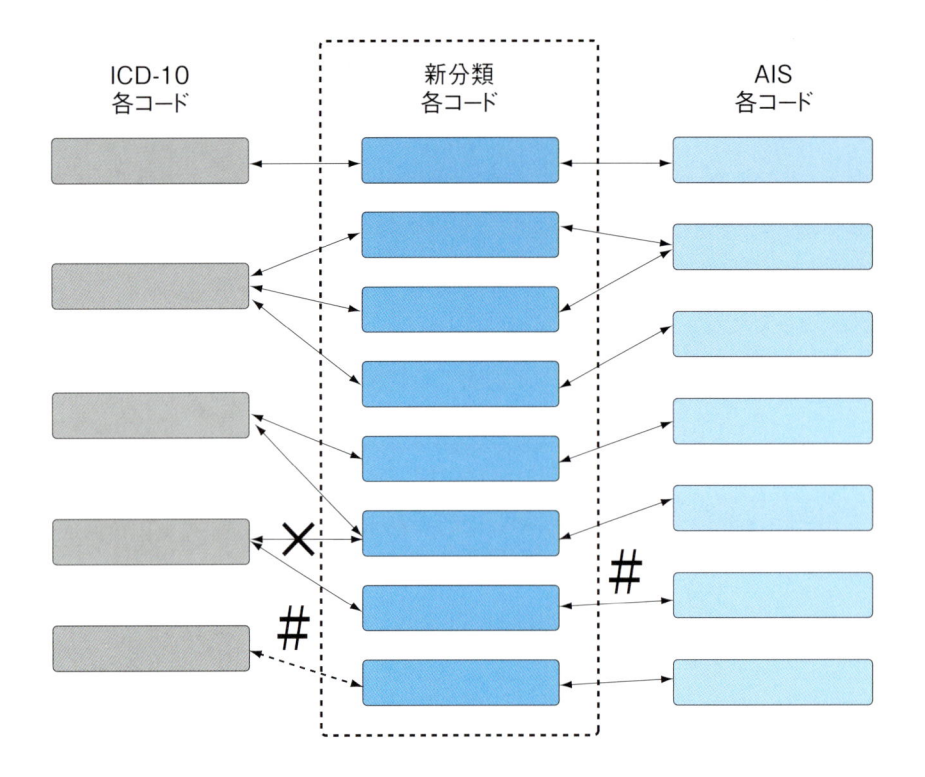

a

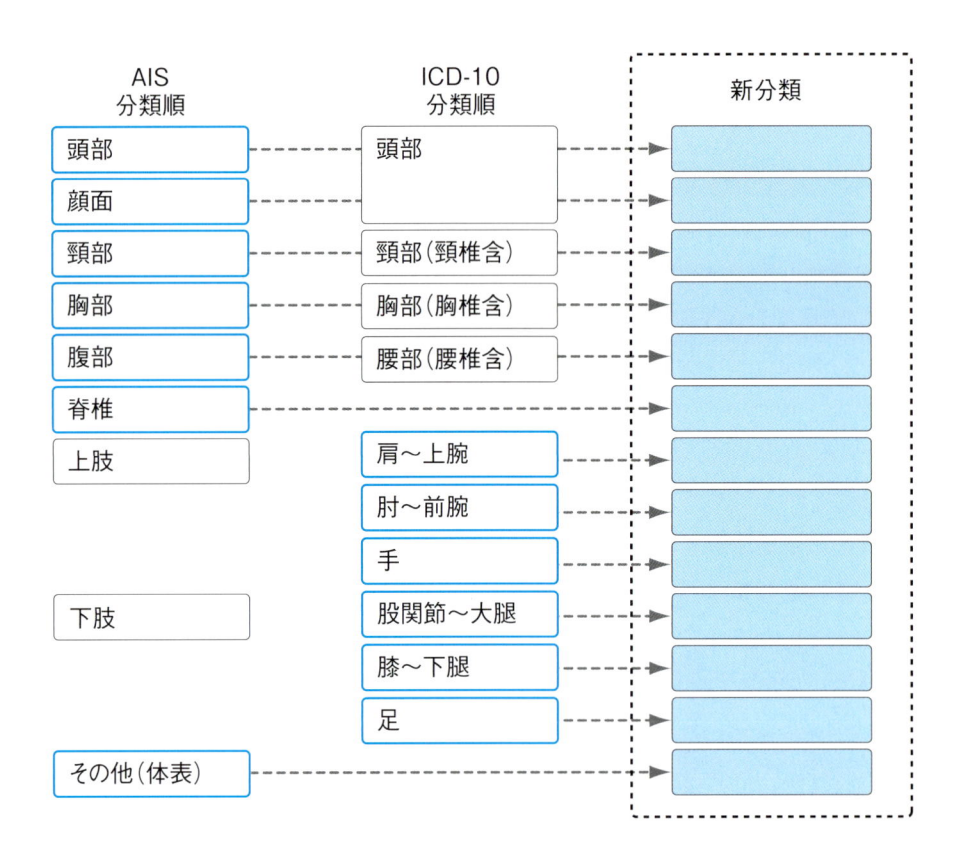

b

図Ⅲ-7 ICD，AISどちらからも変換できる新分類イメージ（a）と両分類の解剖学的粒度の差を吸収するためにより細かいほうに合わせた新分類のイメージ（b）
×印の付いた矢印のような，1つの新分類が2つの従来コードにまたがることは避ける必要がある．また，＃印の付いた分類のように，片方にはあるが他方にないコードもある．

a

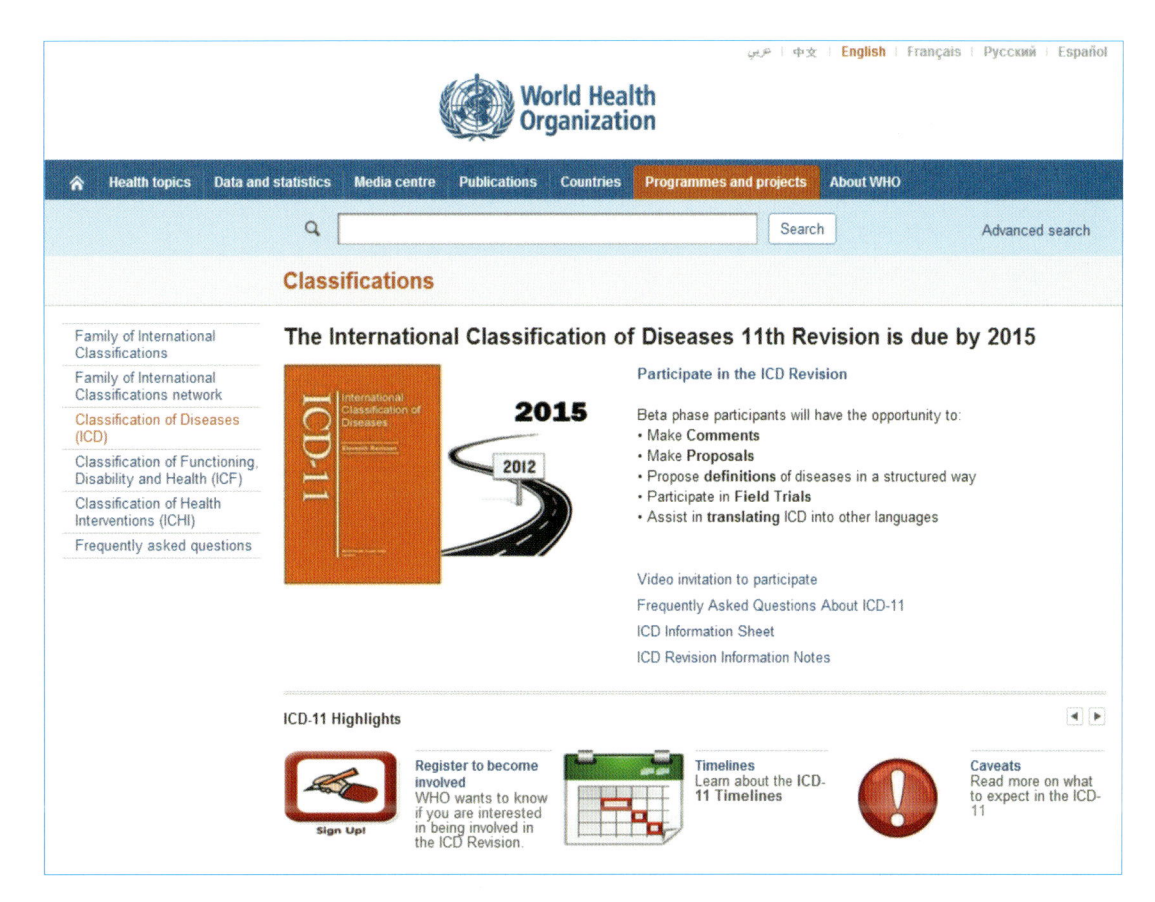

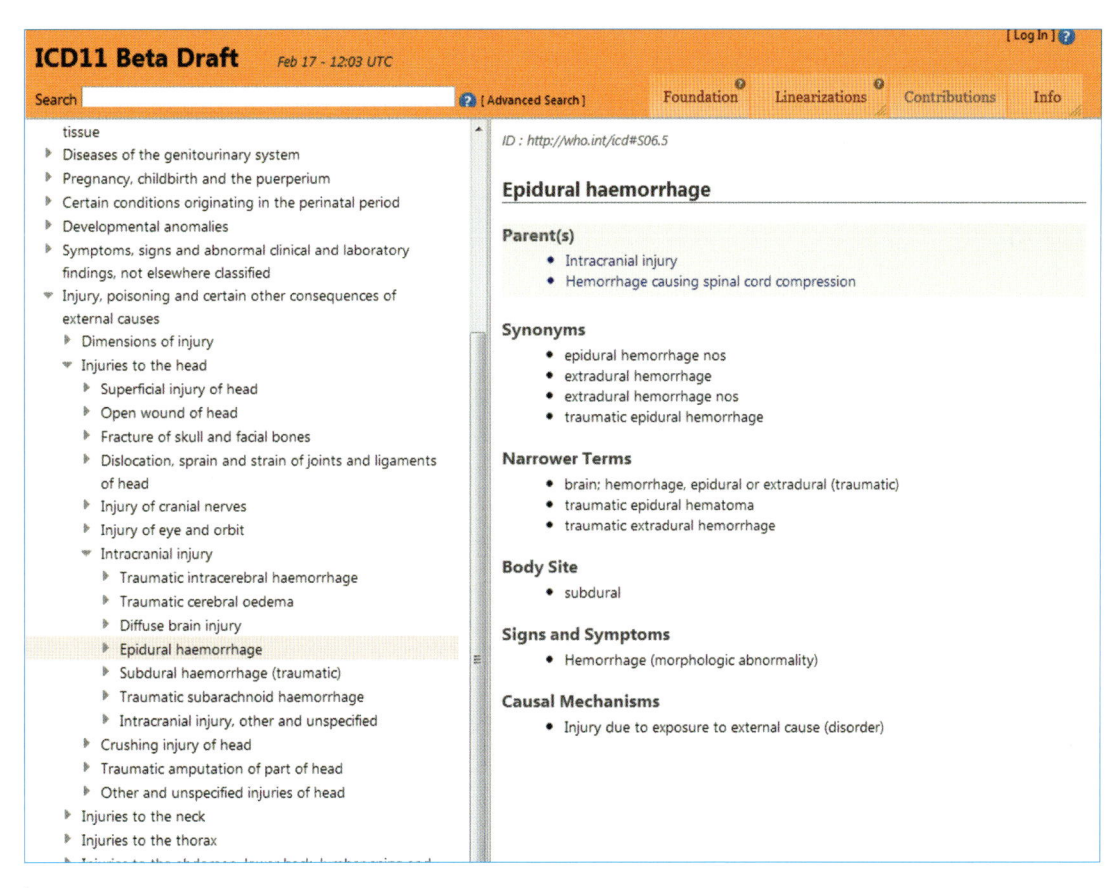

b

図Ⅲ-8 ICD-11 βバージョン公開サイト (a) と各傷病分類メニュー (b)
(http://www.who.int/classifications/icd/revision/en/)

位互換性が保たれる必要がある。

　もしこのような新分類が設定されれば外傷診療および外傷統計上より有益で，二重コーディングの手間がかからないと考えられるが，①多発外傷のコーディングを単一コードで扱うのは無理があるため，複数コードでの並列表現を可能とする必要がある，②AISに付与されているような重症度コードを新たに作成する必要のある項目がある，そして③AISの著作権の問題をクリアする必要がある，など依然課題が残る。

　ICD-10はすでに採択後20年以上経過している。2005年4月に，ICD-10の全面改訂（revision）を検討するための第1回ICD改訂運営会議（WHO主催）が日本で行われた。当初は分類そのものにオントロジー[5]の概念を導入する話も聞かれたが，その後本改訂での導入は見送られた。

　2013年2月現在，WHOではICD-10からICD-11への改訂作業中であり（図Ⅲ-8a），ICD-11 βバージョンが公開され，広くコメントを求めているところである。WHOで発言の機会があるのはWHOが認めた国際協力委員のみである。本βバージョン（図Ⅲ-8b）では，ICD-10で19章に相当する外傷・外因の項には上記課題をクリアできるような改訂案が示されておらず，日本からも積極的に働きかけを行う必要がある。

文　献

1) International Statistical Classification of Diseases and Related Health Problems 10th Revision. http://apps.Who.int/classifications/icd10/browse/2010/en
2) 厚生労働省：疾病，傷害及び死因の統計分類．http://www.Mhlw.go.jp/toukei/sippei/index.html
3) Baker SP, O'Neill B, Haddon W Jr, et al.: The injury severity score: A method for describing patients with multiple injuries and evaluating emergency care. J Trauma 1974; 14: 187-96.
4) Champion HR, Copes WS, Sacco WJ, et al.: The Major Trauma Outcome Study: establishing national norms for Trauma care. J Trauma 1990; 11: 1356-65.
5) オントロジー（wikipedia）．http://ja.wikipedia.org/wiki/%e3%82%AA%e3%83%B3%e3%83%88%e3%83%AD%e3%82%B8%E3%83%BC

　　　　　　　　　　　　　　　（織田　順）

第4章
研究成果

1 各研究成果の要約

日本外傷データバンク（Japan Trauma Data Bank：JTDB）は日本全国の施設から集められた本邦最大の外傷データベースである。Appendix 3の「研究業績一覧」にあるように，これまでにJTDBを利用した多くの研究発表が行われている。これには本邦での学会発表だけでなく海外雑誌の原著論文まで含まれており，その利用価値は高いと考えられる。本節ではこれまでJTDBを利用した研究のなかから8つの研究を紹介する。これらの研究を参考にしてJTDBを利用した新たな研究が行われることを期待する。以下は各研究の要約である。

① 外傷登録のデータを利用した研究で，よく行われているのは転帰予測式の検討である。これまでTRISS法[1]（Trauma and Injury Severity Score）をはじめさまざまな予測式が報告されてきた。木村らはJTDBのデータを用いた鈍的外傷患者の生存予測式を検討した[2]。この研究によるとTRISS法をJTDBの2007年以降の症例に使用すると死亡率が過大評価されることがわかり，JTDBを用いた新たな予測式の必要性を報告している。また，よりよい予測式をつくるために必要な変数についての知見も報告している。このような研究は新たな転帰予測式を開発する研究者にとり有用であろう。

② 中原らは一般的に用いられている外傷患者の転帰予測式の問題点を指摘し，簡便な転帰予測式を開発した[3]。中原らは途上国で多く使用されている重症度3分類やAVPUなどの簡便な重症度指標を用いた予測式を作成し，その識別能，適合度を検討した。その結果，簡便な予測式はTRISS法を用いた予測式と比較して識別能がわずかに劣る程度であった。また適合度は勝る場合があり，その有用性を示した。また簡便な予測式の予測生存率の早見表も提供しており，発展途上国の外傷治療の向上に寄与しうる研究である。

③ 田中らはJTDBで最も多い交通事故による傷病者に着目し，その特徴を報告した[4)-6)]。これらの研究では事故類型別（例：四輪車乗員，自動二輪車乗員など）に頻度の高い外傷を示し，有用であろう安全対策を提案した。また四輪車乗員に関しては後部座席乗員のほうが前部座席乗員より頭部外傷の頻度が高いことを示し，後部座席乗員のシートベルト着用の重要性を示した。これら交通事故に関する研究をさらに進めるためには，交通事故データとリンクして解析することが必要であると考察している。

④ ドクターヘリは現在，日本全国に導入されつつある。阪本らは外傷患者に対するドクターヘリの有用性をJTDBのデータを用いて解析した[7]。その結果，ドクターヘリによって搬送された患者は一般の救急車で搬送された患者と比べて重症で，また搬送時間が有意に長かった。しかし死亡率に関しては両搬送手段に差がないことがわかった。つまりドクターヘリは重症患者を長い搬送時間をかけて搬送しているにもかかわらず，一般の救急車で搬送された患者と予後が変わらないことがわかり，有効な搬送手段であることが示唆された。

⑤ 交通外傷患者が適切な医療機関で治療を受けられるよう，搬送先を決定するための重症度・緊急度判断基準がある。三宅らはJTDBのデータを用いてこの判断基準の妥当性を検討した[8]。この研究では現場で生理学的指標（意識，血圧，呼吸数）に異常がなく，かつ重症外傷がない患者を対象にして，現場と病院での生理学的指標の変化を調査した。その結果，対象患者の98％は生理学的指標に変化がなく病院に搬送されていることがわかり，搬送先判断基準が妥当であるとことを示した。さらに適切な搬送先選択が行えるように，搬送中に生理学的指標が悪化した症例を選別できる基準の必要性を唱えている。

⑥ 多施設が参加するJTDBの特徴的な活用事例の1つに各施設の治療成績の比較がある。青木らは各施設のリスク調整後死亡率を算出し，その死亡率が平均的な死亡率より低い施設（high performer），同程度の施設（average performer），高い施設（low performer）に分類した。これらの3群間で緊急開腹術までの時間を比較したところ，high performerはaverage performer, low performerに比べて有意に手術までの時間が短いと報告している。このようにJTDBを用いることで各医療施設の診療の質の調査，確保に活用できると考えられる。

⑦JTDBを使った社会医学的な研究として，外傷患者の医療リソースの消費の調査がある。織田らは集中治療室（Intensive Care Unit：ICU）の滞在日数を医療リソースの指標にし，外傷の重症度（Injury Severity Score：ISS）との関係を報告した[9]。この報告によるとISSとICU滞在日数には正の相関があり，また15日以上ICUに滞在している症例が約3,500例存在した。このような長期ICU滞在症例が増えると新たな患者を受け入れることができなくなるため，転退院が速やかに進まないことが長期ICU滞在の一因であることを考察している。このような研究は，将来の救急医療における医療需給を展望するうえで重要であると考えられる。

⑧質の高い研究を行うためには質の高いデータが必要である。東平らはJTDBのデータの質をデータ欠損率を用いて調査した[10]。この報告によると転帰（死亡または生存）の欠損が28%もあることがわかった。これは他国のレジストリーの欠損率よりも著しく高く，転帰を用いた研究では選択バイアスが大きくなる。JTDB参加施設に欠損値の登録を依頼したところ，転帰の欠損率は18%に改善したが，まだ十分とはいえなかった。このような調査研究はJTDBのデータの質を高めていくために不可欠なものであろう。

以上8つのJTDBを用いた研究を紹介した。これらはJTDBを使用した研究のほんの一例であり，これら以外にもさまざまな研究が可能であろう。外傷登録のエキスパートだけでなく，その他の研究者にもJTDBを活用して新たな研究・報告がなされ，本邦の外傷診療が向上することを期待する。

文　献

1) Champion HR, Sacco WJ, Hunt TK: Trauma severity scoring to predict mortality. World J Surg 1983; 7: 4-11.
2) Kimura A, Chadbunchachai W, Nakahara S: Modification of the Trauma and Injury Severity Score (TRISS) method provides better survival prediction in Asian blunt trauma victims. World J Surg 2012; 36: 813-8.
3) Nakahara S, Ichikawa M, Kimura A: Simplified alternative to the TRISS method for resource-constrained settings. World J Surg 2011; 35: 512-9.
4) 田中啓司，三宅康史，奈良大，他：交通事故類型別にみた損傷部位と重症度の特徴—日本外傷データバンク2004-2008による検討．日本外傷学会雑誌　2012；26：9-18.
5) 本村友一，益子邦洋，横田裕行，他：自動四輪車乗員の頭部外傷受傷率における乗車位置間比較検討．日本外傷学会雑誌　2012；26：325-9.
6) 田中啓司，三宅康史，樫村洋次郎，他：日本外傷データバンク2004-2008のAIS codeからみた四輪運転手における重症損傷の特徴．日本外傷学会雑誌　2012；26：186.
7) 阪本雄一郎，益子邦洋，松本尚，他：Japan Trauma Data Bank（JTDB）のデータからみた外傷症例におけるドクターヘリ搬送の有用性についての検討．日本臨床救急医学会雑誌　2010；13：356-60.
8) 田中幸太郎，三宅康史，奈良大，他：現場での生理学的評価に異常のなかった交通外傷患者の搬送先選定について—Japan Trauma Data Bank（JTDB）を用いた検討．日本外傷学会雑誌　2009；23：263-9.
9) 織田順：日本外傷データバンクによる入院日数を軸とした医療リソース消費の解析．日本外傷学会雑誌　2012；26：403-8.
10) 東平日出夫，松岡哲也，渡部広明，他：日本外傷データバンクにおけるデータ欠損の特徴．日本救急医学会雑誌　2011；22：147-55.

〈東平日出夫〉

2 日本外傷データバンクデータを用いた本邦に適した生存予測ロジスティック回帰式の検討

1 これまでの経緯

小関ら[1)-3)]は，1994〜1998年までに13施設から登録された4,747例の鈍的外傷のデータについて，cross validationによるロジスティック回帰分析を行い，TRISS法を構成する変数を決定した。その結果，生存予測ロジスティック回帰式の識別能であるROC曲線下面積（area under the Receiver Operating Characteristic curve：AUROC）は0.971，正診率は93.3%であったこと，TRISS原法を用いてもAUROCは0.968，正診率は93.0%とほとんど同等の値であったことを報告した。また，日本版TRISSを作成する場合には，本邦において死亡割合は，米国のように55歳から急に上昇することはなく，年齢はカテゴリー化しないで，実変数として用いることを推奨していた。さらに，Abbreviated Injury Scale（AIS）≧5頭部外傷の有無のカテゴリー変数を追加することも提唱された。

これを受けて筆者は，2004〜2007年の日本外傷データバンク（JTDB）データを用いて，鈍的外傷患者の生存予測ロジスティック回帰式を作成した[4)]。その結果，AUROCは0.964，正診率は93.1%とほぼ同等の値が得られた。TRISS原法を用いてもAUROCは0.963，正診率は93.2%とこれまたほとんど同じ結果が得られた。同様に実年齢の連続変数を用いることにより，AUROCは0.967まで上昇した。加えて，欠損が多い呼吸数の情報がなくても，Revised Trauma Score（RTS）に用いるコード化された因子のうち，収縮期血圧とGlasgow Coma Scale（GCS）スコアのみを用いることで，ほとんど精度が下がらない生存予測ロジスティック回帰式を導くことができた。このことは，2005〜2008年のJTDBデータを用いた後の研究[5)]においても，筆者らは検証することができた。呼吸数を必要としない生存予測式により，予測生存率（probability of survival：Ps）が計算できなかったデータの約38%で，Psを計算することができるようになった[4)]。

2 問題点

しかし，上記の筆者の研究から導き出された生存予測ロジスティック回帰式を日本版TRISS，すなわちJ-TRISSとするにはいささか問題がある。一番の問題は，欠損値が非常に多いことである。表Ⅳ-1に示したように，2004〜2006年までのデータは，参加施設が少ないことから数も少なく，TRISS法の変数や生死の情報がすべて整っているのは63〜67%にすぎなかった。東平ら[6)]は，データ欠損群では年齢が有意に高く，ISSが有意に低かったことを指摘し，研究結果には選択バイアスが存在する可能性が高いことを警告している。表Ⅳ-1からいえることは，鈍的外傷患者の生存予測ロジスティック回帰式を作成するにあったては，数も多く，比較的欠損値も少ない2007年以降のJTDBデータを用いるべきであろう。ただし，世界的に選択バイアスの問題が生じないと通常判断されるのは，欠損値が10%未満の場合であり，JTDBのデータ収集の精度をさらに高めていかなければならない。

3 展望

小関らならびに筆者の研究では，TRISS法が日本の鈍的外傷にも非常によくマッチしているため，わざわざ日本独自のJ-TRISSを作成する必要性があまり感じられなかったが，表Ⅳ-1に示したごとく，JTDBデータでは，年々実死亡割合は低下し，TRISS法による予測値（1-Ps）よりよくなってきており，前者を後者で除したstandard mortality ratio（SMR）の95%信頼区間の上限が，2007年以降1を下回るようになってきている。よって今後はより本邦の現状を反映するJ-TRISSの必要性が高まるであろう。

J-TRISSを作成するにあたっては，よりよい識別能を得るため，年齢については，カテゴリー変数とするのではなく，連続変数としての実年齢を用いることを推奨したい。またRTS内のカテゴリー変数

表Ⅳ-1　鈍的外傷に関する日本外傷データバンクの特色

年	登録数	分析数	死亡割合	1-Ps（TRISS）(95% CI)	SMR (95% CI)
2004	3,917	2,515 (63.3%)	0.208	0.205 (0.192〜0.217)	1.014 (0.930〜1.104)
2005	4,592	2,947 (64.2%)	0.184	0.183 (0.172〜0.194)	1.005 (0.924〜1.093)
2006	4,519	3,040 (67.3%)	0.186	0.197 (0.185〜0.208)	0.943 (0.869〜1.024)
2007	10,804	7,315 (67.7%)	0.134	0.151 (0.144〜0.157)	0.887 (0.833〜0.945)
2008	11,816	8,221 (69.6%)	0.135	0.154 (0.148〜0.160)	0.877 (0.827〜0.930)
2009	14,325	10,016 (69.9%)	0.122	0.14 (0.1355〜0.145)	0.872 (0.824〜0.922)
2010	16,665	12,050 (72.3%)	0.113	0.133 (0.129〜0.138)	0.85 (0.806〜0.896)
2011	17,181	11,857 (69.0%)	0.100	0.129 (0.120〜0.133)	0.775 (0.732〜0.821)
Total	83,819	57,961			

Ps: probability of survival, SMR: standard mortality ratio = mortality proportion/1-Ps

の係数も，より本邦にあったものにするほうが，より適合度合いの高いモデルを提供するかもしれない。さらに呼吸数の情報がなくてもPsは予測可能であり，その情報が欠損している場合に用いる生存予測ロジスティック回帰式を作成しておくことも有意義と考える。

最後に，小関らがAIS≧5頭部外傷の有無のカテゴリー変数を追加することも提唱したように，TRISS法から大きく離れて，全く新たな変数を加えることも一考に値する。ただ，変数が増えることは，数学的にモデルが不安定になり，計算もしづらくなるので，そのようなデメリットとの兼ね合いであろう。また，ISSのかわりにNew ISSを用いることも，生存予測精度を上げることに貢献するかもしれない。いずれにせよ，このテーマに取り組む若い研究者の創意工夫に期待したい。

文　献

1) 小関一英：外傷治療の質の評価—Preventable trauma death と TRISS method．日本外傷学会雑誌　1990；13：88-98.
2) 小関一英，坂本哲也，杉本勝彦，他：Trauma registry によって構築した日本版TRISSによる外傷重症度評価法．日本外傷学会雑誌　2001；15：310-1.
3) 小関一英：検証—trauma registry．救急医学　2006；30：533-9.
4) 木村昭夫：我が国における鈍的外傷患者の生存予測ロジスティック回帰式の検討—日本外傷データバンクの解析から．日本外傷学会雑誌　2010；24：15-20.
5) Kimura A, Chadbunchachai W, Nakahara S: Modification of the Trauma and Injury Severity Score (TRISS) method provides better survival prediction in Asian blunt trauma victims. World J Surg 2012; 36: 813-8.
6) 東平日出夫，松岡哲也，渡部広明，他：日本外傷データバンクにおけるデータ欠損の特徴．日本救急医学会雑誌　2011；22：147-55.

（木村昭夫）

第4章　研究成果

3 日本外傷データバンクデータを用いた簡便予後予測式の作成

1　はじめに

診療の質を評価する際には重症度によるリスク調整を行ったうえでアウトカムを比較する必要があり，外傷診療の質評価ではTRISS法による生命予後予測を用いた調整を行うのが一般的である[1]。TRISS法は精度の高い予測モデルではあるが，多数のデータを必要とする[1]。予測値計算にはISS（3部位のAIS重症度スコアから計算），年齢，RTS（意識レベル〔GCS〕，収縮期血圧〔systolic blood pressure：SBP〕，呼吸数〔respiratory rate：RR〕から計算）を用いるうえに，計算式が複雑であることもあって開発途上国（以下，途上国）ではほとんど普及していない[2]。まず，途上国ではISS計算に必要なAISの普及が進んでいない。これは，AIS導入に必要なコーディング講習コストの負担が大きいことに加えて，外傷を含む疾病を標準的方法に従って分類し記録するということが行われてこなかったことによる（国際疾病分類さえ使用されていないこともある）。意識レベルの評価にGCSを使用していない場合もある。さらに，途上国に限らず先進国でも問題となるのがデータ欠損である。必要なデータが1つでも欠損すると生存予測値を計算できない。生理学的指標は欠損しやすく，なかでも呼吸数の記録漏れは頻度が高い[3)-5)]。したがって途上国で外傷診療の質評価を日常的に行うためには，より簡便な予測モデルが必要といえる。使用する変数は少なく，かつISSやGCSなどを使わないものが理想的であろう。

これまでにも予測指標の簡便化の試みは行われている。ISSの代わりにAIS重症度スコアの最大値を使うもの，GCS合計スコアの代わりにGCSの構成要素である最良運動反応スコア（GCSm）のみを使うものなどである[6)-8)]。予測モデルとしては，年齢，解剖学的重症度，生理学的指標の3種類の変数が含まれていさえすれば，その変数がどのようなものであっても予測精度は大きく変わることはないという報告もある[9]。そこで，変数を3つに限った簡便予測式を作成し，その精度を検討した。解剖学的重症度と生理学的指標については，ISS（あるいはAIS）やGCSを，途上国でも一般的に使用されている簡易分類で代用した場合についても検討した。

2　方　法

予測式作成には，日本外傷データバンク（JTDB）に2004年1月～2007年12月に登録された15歳以上の鈍的外傷患者のデータを用いた。対象患者16,716人のうち，TRISS法に必要な予測変数とアウトカム（生存，死亡）変数に欠損がない9,840人のデータを分析した。JTDBに登録されている鋭的外傷患者数は非常に少ないので，鋭的外傷を対象とする予測式作成は行わなかった。

3　予測変数

表Ⅳ-2に予測変数の分類とコード値を示す。年齢，GCS，SBP，RRはTRISS法と同じ分類とコード値を使用するが，AIS重症度スコア最大値およびGCSmはコード化せずスコア値をそのまま使用した。解剖学的重症度指標としてAIS重症度スコア最大値のほかに，多くの途上国で使用可能である全身重症度3分類（軽症／中等症／重症）[10),11)]とウガンダで開発されたKampala Trauma Score（KTS）[12]に含まれる重症外傷部位数3分類（0／1／2カ所以上）を用いた。JTDBに含まれていないこれらの指標は，AIS重症度スコアから再現する必要があるが，厳密な定義がされていないため恣意的に次のように3通りに定義し，異なる定義がどの程度予測精度に影響するか検討した。全身重症度3分類はAIS重症度スコア最大値により，重症度分類ⅠをAIS 1～2／AIS 3～4／AIS 5～6，重症度分類ⅡをAIS 1～2／AIS 3／AIS 4～6，重症度分類ⅢをAIS 1／AIS 2／AIS 3～6とした。重症外傷部位数はAIS重症度スコア3以上の外傷部位数とした。生理学的指標としてはRTSの代わりに，RTSを計算するのに使用されるGCS，SBP，RRのうちの1つを用いる方法，GCSmのみを使用する方法，意識レベルを4分類する簡易

80

表Ⅳ-2　予測変数コード表

コード値	GCSスコア	SBP(mmHg)	RR(/分)	年齢	AVPU	重症度分類Ⅰ	重症度分類Ⅱ	重症度分類Ⅲ	重症外傷部位数
4	13〜15	>89	10〜29						
3	9〜12	76〜89	>29		GCS 14〜15				
2	6〜8	50〜75	6〜9		GCS 11〜13	AIS 1〜2	AIS 1〜2	AIS 1	2+
1	4〜5	1〜49	1〜5	55+	GCS 5〜10	AIS 3〜4	AIS 3	AIS 2	1
0	3	0	0	0〜54	GCS 3〜4	AIS 5〜6	AIS 4〜6	AIS 3〜6	0

スケールであるAVPUスケール（Alert；明瞭, Verbal；言語刺激に反応, Pain；痛み刺激に反応, Unconscious；昏睡）のみを使用する方法をとった。JTDBに含まれないAVPUスケールを再現するために，ウガンダのデータに基づくGCSとAVPUの関連[10]から，GCS 14〜15をA，GCS 11〜13をV，GCS 5〜10をP，GCS 3〜4をUに変換した。

4　予測式作成と評価

予測式作成には多重ロジスティック回帰モデルを使用し，予測変数は年齢カテゴリ，解剖学的重症度指標，生理学的指標の3つとする。比較のためにISSとRTSを用いた予測式も評価した（TRISS原法の係数ではなく，JTDBデータから係数の推定を行ったのでJ-TRISS法と表記する）。

一部の対象者データ（training set）から回帰係数推定を行い，残りのデータ（validation set）を用いて予測式の外的妥当性を検証（新たなデータによる性能評価）した。このプロセスには10-fold cross validation法を用いた。サンプルを無作為に10のサブサンプル（サブサンプル1〜10）に分割する。サブサンプル2〜10をtraining setとして予測式作成（回帰係数の推定）を行い，これをサブサンプル1（validation set）に適用して予測値を得る。サブサンプル2〜10のそれぞれについても同様の操作を繰り返して予測値を得る。サンプル全体の予測値を用いて検証を行う。各変数について10個の回帰係数推測値が生成されるので，平均値をとって最終的な予測式の係数とする。

検証にはROC曲線下面積（area under the receiver operating characteristic curve：AUROC）を用いた識別予測精度と，Hosmer-Lemeshow（H-L）統計量[13]を用いた適合度を使用した。AUROCは0.5〜1.0の値をとり，1に近い値をとるほど精度が高い。0.9を超えれば十分に高精度であり，0.8を超えれば実用に耐えうる。H-L統計量はロジスティック回帰のモデルによる予測値と観測値がどの程度適合しているかを調べる指標で，小さい値をとるほど適合がよい（予測値と観測値の乖離程度が小さい）。

5　結　果

表Ⅳ-3に予測式の回帰係数推定値，AUROC値，H-L統計量を示す。J-TRISS法が最も高いAUROC値を示したが，ISS，RTSの代わりに単一の変数を用いた簡便予測式も遜色ない値を示している。特に意識レベルを示す変数を生理学的指標として用いた式は高いAUROC値を示した。SBPあるいはRRを用いた式では若干予測精度が落ちるが，それでも一部の式でAUROC値が0.9をわずかに切る程度である。簡便式のH-L統計量は，ほとんどの場合にJ-TRISS法より低い値を示した。

解剖学的重症度の分類方法による差異は大きいものではないが，重症度分類Ⅲと重症外傷部位数を用いた場合に，生理学的指標にSBPあるいはRRを用いた式でAUROC値が0.9を切っていた。意識レベルを用いた式では他の重症度分類を用いた場合と同程度の予測精度を示した。

6　考　察

簡単な3変数だけを使用する簡便な生命予後予測式は，従来のTRISS法と比べて遜色のない予測精度を示した。生理学的指標のなかでは意識レベルを変数として使用した場合にAUROC値が高くなる傾向があり，AVPUスケールのような粗い指標であっても，解剖学的重症度指標に何を使用するかにかか

第4章　研究成果

表Ⅳ-3　予測モデルと評価結果

予測モデル	回帰係数				AUROC値	H-L統計量
	切片	年齢	解剖学的重症度	生理学的指標		
J-TRISS（年齢，ISS，RTS）	−1.82	−1.32	−0.07	0.94	0.962	61.2
年齢，AIS最大値，GCS	2.32	−0.90	−0.87	1.17	0.949	37.2
年齢，AIS最大値，GCSm	1.86	−0.86	−0.98	0.89	0.947	48.6
年齢，AIS最大値，SBP	3.39	−0.89	−1.49	1.35	0.941	25.7
年齢，AIS最大値，RR	3.19	−0.98	−1.50	1.43	0.934	7.0
年齢，重症度分類Ⅰ，GCSm	−3.16	−0.88	1.54	0.91	0.943	45.3
年齢，重症度分類Ⅰ，AVPU	−1.59	−0.83	1.20	1.58	0.944	32.4
年齢，重症度分類Ⅰ，SBP	−4.22	−0.91	2.37	1.37	0.931	14.4
年齢，重症度分類Ⅰ，RR	−4.42	−1.00	2.35	1.44	0.924	14.2
年齢，重症度分類Ⅱ，GCSm	−2.81	−0.83	1.43	0.94	0.943	28.1
年齢，重症度分類Ⅱ，AVPU	−1.28	−0.78	1.12	1.63	0.942	32.4
年齢，重症度分類Ⅱ，SBP	−3.33	−0.79	1.97	1.35	0.920	42.7
年齢，重症度分類Ⅱ，RR	−3.62	−0.88	2.03	1.44	0.913	22.7
年齢，重症度分類Ⅲ，GCSm	−2.66	−0.84	2.48	1.00	0.930	64.7
年齢，重症度分類Ⅲ，AVPU	−1.14	−0.79	2.16	1.73	0.934	29.7
年齢，重症度分類Ⅲ，SBP	−2.82	−0.79	2.77	1.38	0.869	29.7
年齢，重症度分類Ⅲ，RR	−3.05	−0.87	2.92	1.46	0.861	32.6
年齢，重症外傷部位数，GCSm	−0.56	−1.03	−1.30	0.97	0.936	64.4
年齢，重症外傷部位数，AVPU	0.64	−0.96	−1.12	1.68	0.941	36.0
年齢，重症外傷部位数，SBP	−0.68	−0.97	−1.23	1.29	0.888	55.6
年齢，重症外傷部位数，RR	−0.69	−1.08	−1.40	1.38	0.884	56.5

わらず安定してAUROC値は高かった。AISの普及していない途上国では，外傷サーベイランスで収集されるデータに含まれる重症度3分類と意識レベル指標を用いることで，幅広いレベルの医療機関で生命予後予測モデルの使用が可能になるはずである。GCSはAISに比べると途上国でも普及しているとはいえ，地方の中小病院やプライマリケアレベルでの使用は難しい。AVPUスケールであれば病院前救護を含むすべての医療システムで使用可能である。

現在多くの途上国で行われている外傷サーベイランスは外傷予防を主目的としているため，生理学的指標は情報として含んでいない[11),12)]。外傷サーベイランスデータを外傷診療の質評価に活用するためには，何らかの形で生理学的指標をサーベイランスに追加しなければならない。最小限のデータ項目増加で済ませるのならば，意識レベルの追加を，なかでもAVPUスケールの追加を検討すべきであろう。意識レベル評価は血圧や呼吸数の測定のように測定器具を必要としないうえに，AVPUスケールは非常に単純な評価方法であるから，軽症患者での測定漏れや記載漏れがあまり発生しないことが期待できる。

AVPUスケールと重症度3分類を用いた予測式は，今回検討したなかで最も単純なものである。年齢には2つの，重症度には3つの，AVPUには4つのカテゴリしかないので，全体で24個の予測値しか発生しない。予測式として計算を行うよりも予測値の早見表として利用するほうが簡単である。表Ⅳ-4に重症度分類ⅢとAVPUスケールを用いた生存確率予測値早見表を，表Ⅳ-5に重症外傷部位数とAVPUスケールを用いた早見表を示す。

簡便予測式の作成は途上国だけでなく，本邦を含む先進国においても利用価値がある。JTDBデータにおいて，TRISS法による予後予測値計算に必要なデータが欠損している症例が4分の1超あり，しかもデータ欠損はランダムに発生しているわけではないので，データ欠損症例を除外した分析はバイアスを生じる可能性が高い[3)]。予測に必要な変数を減

表Ⅳ-4 年齢，重症度分類Ⅲ，AVPUスケールを用いた予測式による生存確率予測値早見表

	AVPUスケール			
	A	V	P	U
年齢≥55				
重症度分類Ⅲ				
軽症（AIS最大値＝1）	0.999	0.997	0.984	0.916
中等症（AIS最大値＝2）	0.996	0.976	0.876	0.556
重症（AIS最大値＝3～6）	0.963	0.823	0.451	0.127
年齢＜55				
重症度分類Ⅲ				
軽症（AIS最大値＝1）	1.000	0.999	0.993	0.960
中等症（AIS最大値＝2）	0.998	0.989	0.940	0.734
重症（AIS最大値＝3～6）	0.983	0.911	0.644	0.242

予測式：Logit（Ps）＝ －1.14 － 0.79 × Age ＋ 2.16 × Severity ＋ 1.73 × AVPU

表Ⅳ-5 年齢，重症外傷部位数，AVPUスケールを用いた予測式による生存確率予測値早見表

	AVPUスケール			
	A	V	P	U
年齢≥55				
重症外傷部位数				
0	0.991	0.954	0.794	0.420
1	0.973	0.871	0.559	0.192
2+	0.922	0.689	0.293	0.072
年齢＜55				
重症外傷部位数				
0	0.997	0.982	0.910	0.655
1	0.990	0.947	0.768	0.383
2+	0.969	0.853	0.521	0.169

予測式：Logit（Ps）＝ 0.64 － 0.96 × Age － 1.12 × No of injury ＋ 1.68 × AVPU

らすことにより，分析から除外される症例を減らすことが可能である．欠損データを減らす努力はもちろん必要であるが，現在利用可能な（欠損データの多い）JTDB登録データを分析する際には，データ欠損症例の除外ではなく欠損の多いデータそのものを予測式から除外する方法も検討するべきであろう[5]．

今回の簡便予測式作成で用いた重症度3分類とAVPUスケールはJTDBデータのAISとGCSから再現したものであり，特に重症度分類は明確な定義がないために恣意的に再現を行わざるを得なかった．したがって，途上国でこれらの分類を用いて実際に収集した外傷データに基づき，予測式の外的妥当性検証を行うことが今後必要である．しかし，重症度3分類については，AISからの再現方法を変化させても予測式の性能に大きな違いは見出せず，かなり粗い重症度分類であっても十分に高い精度が期待できる．

7 まとめ

年齢，解剖学的重症度，生理学的指標の3変数だけで構成される簡便予後予測式をJTDBデータを使用して作成し，従来のTRISS法に比べても遜色ない予後予測精度をもつことを示した．途上国のプライマリケアレベルであっても使用可能な3段階の重症度分類やAVPUスケールをAISとGCSから再現し，これらを予測変数とした場合も満足できる精度を示した．今後，予測式を途上国の外傷データに当てはめて妥当性検証を行うことが必要であるが，このような簡便な予測式は途上国における外傷診療の質評価・改善に資すると考える．

文 献

1) Champion HR：Trauma scoring. Scand J Surg 2002; 91: 12-22.
2) Nakahara S, Ichikawa M, Kimura A: Simplified alternative to the TRISS method for resource-constrained settings. World J Surg 2011; 35: 512-9.
3) 東平日出夫，松岡哲也，渡部広明，他：日本外傷データバンクにおけるデータ欠損の特徴．日本救急医学会雑誌 2011；22：147-55.
4) Nakahara S, Taira Y, Takahashi M, et al.: Extracting information from free-texts in computerized medical records of traffic injury patients admitted to a critical care medical center in Japan. Proceedings of the 11th International Conference on Human and Computers, November 20-23, 2008, Nagaoka, Japan, pp215-20.
5) 木村昭夫：我が国における鈍的外傷患者の生存予測ロジスティック回帰式の検討 第二報．日本外傷学会雑誌 2010；24：321-6.
6) Healey C, Osler TM, Rogers FB, et al.: Improving the Glasgow Coma Scale score: motor score alone is a better predictor. J Trauma 2003; 54: 671-8.
7) Kilgo PD, Osler TM, Meredith W: The worst injury predicts mortality outcome the best: rethinking the role of multiple injuries in trauma outcome scoring. J

Trauma 2003; 55: 599-606.
8) Kilgo PD, Meredith JW, Osler TM: Incorporating recent advances to make the TRISS approach universally available. J Trauma 2006; 60: 1002-8.
9) Moore L, Lavoie A, Le Sage N, et al.: Consensus or data-derived anatomic injury severity scoring? J Trauma 2008; 64: 420-6.
10) Kobusingye OC, Lett RR: Hospital-based trauma registries in Uganda. J Trauma 2000; 48: 498-502.
11) Holder Y, Peden M, Krug E, et al.: Injury surveillance guidelines. World Health Organization, Geneva, 2001.
12) Nakahara S, Jayatilleke AU, Ichikawa M, et al.: Feasibility of standardized injury surveillance and reporting: a comparison of data from four Asian nations. Inj Prev 2008; 14: 106-12.
13) Hosmer DW, Lemeshow S: Applied logistic regression. 2nd ed, Wiley-Interscience, New York, 2000.

（中原慎二）

4 交通事故傷害の特徴と重症度

本邦の交通事故負傷者数は2003年近辺をピークに減少傾向にあり，また交通事故死亡者数も近年連続して減少を示している。しかし，2009年の負傷者数は約90万人に及び，後遺障害を残す傷病者も相当数含んでいると推察する。さらに同年の24時間以内の死亡者数は4,914人であり，いまだに多くの人命が犠牲となっている。このことは大きな社会損失であり，死傷者数の減少や後遺障害の軽減は今後も継続した目標である。そのために，医学側と工学側が連携して取り組んでいくことが求められている。

本邦の膨大な医学データを有する日本外傷データバンク（JTDB）のデータをもとにした交通事故傷害の分析結果は，医工連携の取り組みの一始点としての役割を果たすものと考える。本節では，過去に誌面および学会発表された業績をもとに交通事故傷害の特徴と重症度に関する研究成果を紹介する。

1 事故類型別にみた傷病者年齢の特徴

JTDBが公表している年次報告（2007-2011）[1]によると，全登録数のうち交通事故による傷病者数は30,219人（38.0%）と圧倒的多数を占める。事故類型別にみた傷病者年齢の特徴を図Ⅳ-1に示す。四輪車では20歳代と50歳代に2相のピークを示している。自動二輪車では20歳前後に最も多いピークを示している。自転車では学童～10歳代と高齢者，歩行者では学童と高齢者にそれぞれ2相性ピークを示した。

2 事故類型別にみた損傷部位と重症度の特徴

筆者らはJTDB 2004-2008の登録データを用いて，

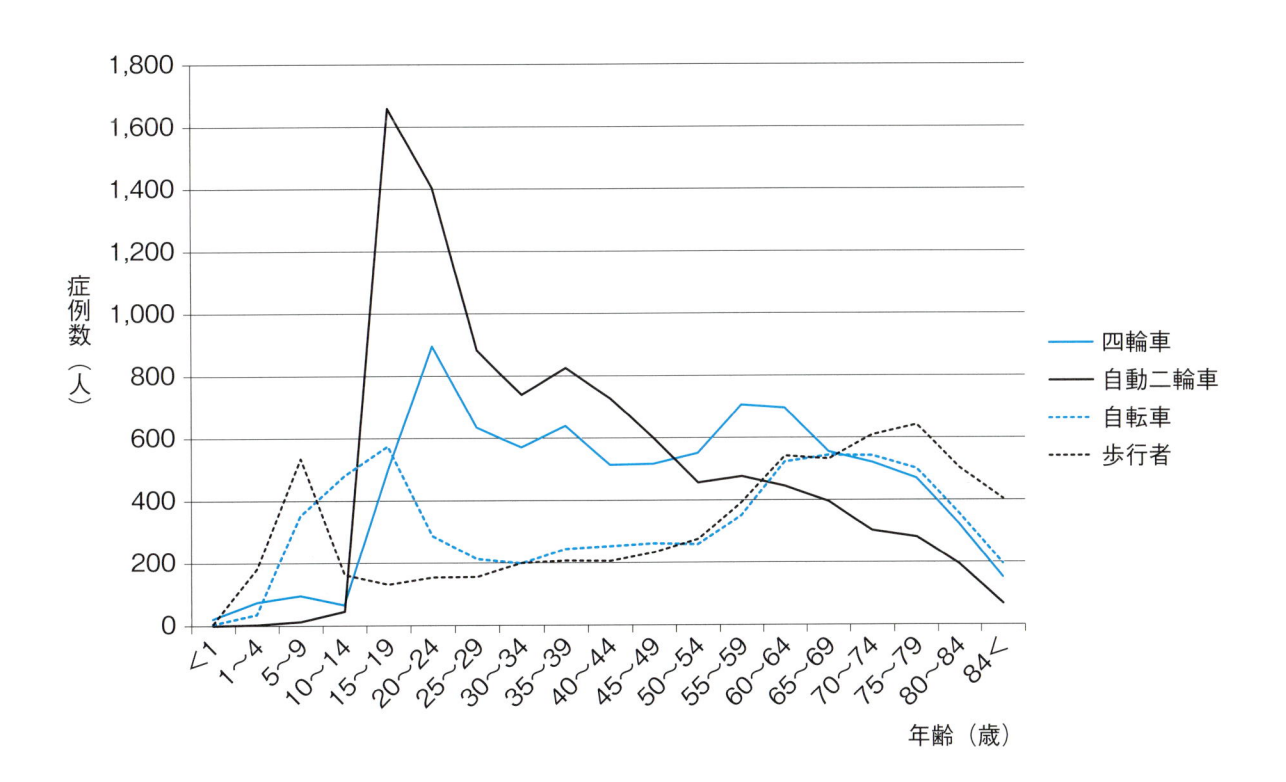

図Ⅳ-1　交通事故患者における種類別および年齢別の患者数
（日本外傷学会トラウマレジストリー検討委員会，日本救急医学会診療の質評価指標に関する委員会：日本外傷データバンク報告2012（2007-2011）．https://www.jtcr-jatec.org/traumabank/dataroom/data/JTDB2012.pdfより）
© Japan Trauma Care and Research 2012. All Rights Reserved Worldwide

事故類型別にみた損傷部位と重症度の特徴を分析した[2]。事故類型と身体部位ごとのAIS90スコア（以下，AISスコア）を抽出し，残差分析の手法により損傷部位ごとにどの事故類型が多いか，少ないかを統計学的に分析した。四輪車および自動二輪車では，傷病者の乗車位置も分析項目に加えている。分析した身体部位は，①頭部，②顔面，③頸部，④胸部，⑤腹部，⑥脊椎・脊髄，⑦上肢，⑧下肢（骨盤を含む）である。部位別に得られた結果を事故類型別に整理したのが表IV-6である。分析結果より四輪車乗員における重症胸腹部外傷や頸椎・頸髄損傷対策の強化，自動二輪車乗員に対する頭部・顔面保護のためのフルフェイス型ヘルメット装着の重要性，そして自転車乗員に対する頭部保護のためのヘルメット着用の重要性について考察している。

3 四輪車事故傷害の重症度の特徴

本村らはJTDB 2005-2009の登録データから，四輪車の乗車位置間での頭部外傷受傷比率を検討した[3]。乗車位置（運転席，助手席，後部席）ごとに頭部外傷重症度別に受傷率を算出している（表IV-7）。その結果，AIS 1+〜4+の重症度の頭部外傷では運転席・助手席よりも後部席のほうが，統計学的有意に受傷率が高値であった。後部席では軽症から重症までの頭部外傷を受傷する危険性が高く，その原因として運転席・助手席に比べ，後部席のシートベルト着用率の低いことが一因であるとしている。

筆者らはJTDB 2004-2008の登録データより，3,057例の四輪車運転手を対象にAISコードからみた四輪車運転手における重症損傷（AIS 3以上）の特徴を分析した[4]。主な分析結果を表IV-8に示す。分析を通して，最も多い損傷部位である胸部の肺挫傷，肋骨損傷や肝損傷，小腸・腸間膜損傷に対するシートベルト損傷，ハンドル損傷およびサイドインパクト損傷の対策強化と頸椎・頸髄損傷に対する頸椎保護対策の強化の必要性を考察した。

4 自転車事故傷害の特徴

西本らは事故類型別に予測生存率積を検討した結果，自転車では年齢54歳以下，55歳以上のいずれ

表IV-6 事故類型別にみた損傷部位と重症度の特徴

四輪車	・頭部：重症以上が少ない． ・胸部：運転者・助手席に軽症〜重症な損傷が多い． ・腹部：運転者・助手席に損傷が多い．特に中等症から重症例が多い． ・脊椎：全乗員に軽症と重症例が多い． ・下肢：全乗員に損傷が少ない．
自動二輪車	・頭部：重症以上が少ない． ・顔面：運転者に中等症・重症例が多い． ・胸部：運転者に重症例が多い． ・脊椎：運転者に損傷が少ない． ・上肢：運転者に中等症・重症が多い． ・下肢：運転者に軽症と重症例が多い．
自転車	・頭部：重症〜瀕死の損傷が多い． ・胸部：損傷が少ない． ・腹部：損傷が少ない． ・脊椎：軽症・中等症は少ない．重篤例が多い． ・上肢：損傷が少ない． ・下肢：損傷が少ない．
歩行者	・頭部：重症〜瀕死・救命不能が多い． ・胸部：重篤例・瀕死例が多い． ・脊椎：損傷が少ない． ・下肢：中等症，重篤・瀕死例が多い．特に重度の骨盤外傷による重篤・瀕死損傷が多い．

（田中啓司，三宅康史，奈良大，他：交通事故類型別にみた損傷部位と重症度の特徴—日本外傷データバンク2004-2008による検討．日本外傷学会雑誌 2012；26：9-18．より）

も四輪車，自動二輪車，歩行者に比べ予測生存率積の値が小さく，最も危険な事故であり，早期に救出すべきであると報告している[5]。

樫村らは自転車外傷における損傷部位と重症度の特徴を分析した[6,7]。その結果，AIS 3〜6の重症損傷が頭部では78.2%，胸部では80.2%を占め，頭部と胸部に重症例が多いことを特筆している。さらに，道路交通法において自転車に関する改正が行われた2008年6月前後での損傷部位と重症度の比較を検討している[7]。改正前に比べ，改正後ではAIS 3以上の重症頭部外傷が有意な減少を認め，道路交通法改正の効果であると考察している。2008年6月の道路交通法改正では普通自転車の歩道通行に関する改正と13歳未満の児童・幼児の自転車乗車時のヘルメット着用努力義務が追加された。改正後に重症頭部外傷の減少を認め，改正よる一定の効果が認められるものの，今後改正前後でのヘルメット着用率変化と13歳未満の児童の重症頭部外傷の変化を分析し，ヘルメット着用効果の検証が望まれる。

乗車位置	AIS 1+	AIS 2+	AIS 3+	AIS 4+	AIS 5+	AIS 6
運転席 (n=2,075)	43.0%	38.2%	32.0%	15.8%	7.9%	0.6%
助手席 (n=400)	44.5%	39.3%	33.8%	18.0%	9.5%	1.3%
後部席 (n=259)	59.1%	56.0%	50.6%	28.2%	10.8%	0.4%
全乗員 (n=2,734)	44.7%	40.0%	34.0%	17.3%	8.4%	0.7%

**p<0.01
例）AIS 3+ : AIS 3以上を示す．

表IV-7 乗車位置別にみた頭部外傷受傷率
（本村友一，益子邦洋，横田裕行，他：自動四輪車乗員の頭部外傷受傷率における乗車位置間比較検討．日本外傷学会雑誌 2012；26：325-9．より筆者訳，追記）

5 最後に

交通事故傷害を低減するためには，医学・工学・行政・警察が一丸となって取り組まなければならない。その一始点としてJTDBの膨大な医学データをもとにした分析結果を社会に還元することは重要である。本節では，その取り組みの一部を紹介した。

JTDBのデータは登録施設の地域差[1]や工学的データが含まれていない[2]との指摘があるが，登録施設も196施設（2012年3月時点）[1]に増え，交通事故データとのマッチング解析の取り組みも始まっている[8,9]。今後もさまざまな視点からの交通事故傷害の特徴と重症度の分析が報告されることが期待される。

表IV-8 四輪車運転手における重症損傷（AIS 3以上）の特徴

- 胸部損傷が1,197例と最も多い．
- 頭部（n＝747）：
  AIS 3 くも膜下出血 ＞ AIS 5 びまん性軸索損傷 ＞ AIS 4 硬膜下血腫　が多い．
- 胸部（n＝1,197）：
  AIS 4 肺挫傷 ＞ AIS 3〜4 多発肋骨骨折　が多い．
- 腹部（n＝419）：
  肝損傷（29.6%），小腸損傷，腸間膜損傷が多い．
- 脊椎（n＝275）：
  頸髄損傷（60.3%），頸椎損傷（28%）が多い．胸腰椎髄損傷は少ない．
- 下肢（n＝799）：
  大腿骨骨幹部骨折，脛骨骨折（開放，粉砕，転位），骨盤骨折（開放，粉砕，転位，大量出血）が多い．

重要な用語

AIS
Abbreviated Injury Scaleの略語。解剖学的に外傷の重症度を示す指標である。本邦ではAIS90 update 98が翻訳・出版されている。現在，AIS2005 update 2008が公表されているが，日本外傷データバンク（JTDB）ではAIS90 update 98を採用している。AISスコアは軽症から救命不能まで6段階で重症度を表している。

AISコード
AISを小数点前6桁と小数点以下1桁の数字で表したものである。小数点前は部位，解剖学的構成の種類，解剖学的構成の特定，身体の特定部位や解剖学的構成内の損傷の程度を，小数点以下は重症度を表している。

予測生存率積
西本らが提唱したTRISS法予測生存率（Ps）に基づいて計算された面積である。横軸ISSと縦軸RTSの平面において年齢別にPs＝90%で計算した直線を引き，その直線下面積を予測生存率積と定義している。

文献

1) 日本外傷学会トラウマレジストリー検討委員会，日本救急医学会診療の質評価指標に関する委員会：日本外傷データバンク報告2012（2007-2011）．https://www.jtcr-jatec.org/traumabank/dataroom/data/JTDB2012.pdf
2) 田中啓司，三宅康史，奈良大，他：交通事故類型別にみた損傷部位と重症度の特徴—日本外傷データバンク2004-2008による検討．日本外傷学会雑誌 2012；26：9-18．
3) 本村友一，益子邦洋，横田裕行，他：自動四輪車乗員の頭部外傷受傷率における乗車位置間比較検討．日本外傷学会雑誌 2012；26：325-9．
4) 田中啓司，三宅康史，樫村洋次郎，他：日本外傷データバンク2004-2008のAIS codeからみた四輪運転手における重症損傷の特徴．日本外傷学会雑誌 2012；26：186．
5) 西本哲也，阪本雄一郎，小山勉，他：自動車へ全衝突形態対応の救命機能を搭載するための救急医療実態に基づく傷害予測アルゴリズムの構築とその実証実験．平成21年度タカタ財団助成研究報告会前刷り集，2010．
6) 樫村洋次郎，三宅康史，山下智幸，他：自転車外傷における損傷部位と重症度の特徴．日本外傷学会雑誌 2012；26：189．
7) 樫村洋次郎，三宅康史，萩原義弘，他：JTDBを用いた自転車外傷の現状—医療側のデータ集積を医工連携にどう生かすか．交通科学研究資料 2012；53：96-7．
8) 立石一正，小野古志郎：交通事故統合データ（ITARDA）と外傷診療データ（JTDB）を使った研究の現状と将来展望．救急医学 2010；34：539-42．
9) 大橋秀幸：交通事故調査の現状と課題．救急医学 2010；34：543-6．

（田中啓司）

5 外傷症例におけるドクターヘリ搬送の有用性

本邦の外傷診療システムの整備は欧米と比べ遅れていたが，種々のガイドラインの制定やドクターヘリの全国配備も2012年12月の時点で徐々に進んでいる。この外傷診療システムの質の向上は，大きく3つに分けられる。つまり，①病院前診療ガイドラインなどによって適切な傷病者の選別などを行う現場救護の質の向上，②外傷診療ガイドラインの普及や外傷診療体制の充実によって適切に選定すべき医療機関の質の向上，そして③ドクターヘリなどの整備によって適切な時間内の搬送を実現する患者搬送システムの質の向上である[1]。

米国において1960年代から注目されていた防ぎえた外傷死（preventable trauma death；PTD）の概念は，外傷による死亡患者において病院前の活動や病院到着後の治療内容が不十分もしくは不適切であり救命に至らなかった可能性を示すものである。その結果，1960年代の米国において多くのPTDの存在が明らかとなった。同時にPTDの問題点も明確にされ，前述した外傷システムの整備が進められた。それにより，米国におけるPTDは，1960年代後半に25.6〜51.5%であったが，1980年代後半には0.9〜20.7%まで大幅に改善しており，外傷システム整備の重要性が示された[2]。また，米国における外傷システムの中核として整備されている外傷センターは，レベル1などの高次の外傷診療機能を標榜するためにはその質の維持，向上のための検証目的にNational Trauma Data Bank（NTDB）とよばれる外傷登録制度への参加が義務づけられている[3]。

2001年まではPTDの割合も不明であった本邦においても標準的な外傷病院前救護プログラムであるJapan Prehospital Trauma Evaluation and Care（JPTEC）[4]や外傷初期診療ガイドラインであるJapan Advanced Trauma Evaluation and Care（JATEC）[5]の確立に加え，外傷診療の質の評価を目的とした外傷登録システムである日本外傷データバンク（JTDB）の登録システムが2003年のpilot studyを経て2004年より正式に開始されている。

また，外傷システムの1つである適切な時間内の搬送にも関係する外傷患者のヘリコプター搬送や，医師が現場に出向き現場から救急診療を開始するドクターヘリやドクターカーを用いた病院前の医療活動が徐々に普及しており，その有用性が報告されているが，全国的な評価は少なく，2007年にわれわれは下記のような報告を行っている[6]。

2004〜2007年にJTDBに登録された20,260例中，来院時心肺停止（cardiopulmonary arrest；CPA）状態であるRTS 0およびRTS不明例を除く14,422例を対象として病院までの搬送法により救急車，ドクターカー，ドクターヘリ，自家用車，独歩の5群に分け，それぞれの外傷重症度としてISS，RTS，Ps値を比較検討した。また，救急車，ドクターカー，ドクターヘリの搬送症例の転帰についても比較検討した。統計学的解析は，Wilcoxon signed rank test，χ^2乗検定およびKaplan-Meier生存曲線を用いてp値0.05未満を有意差ありと判定した。

解剖学的重症度を表すISSは救急車症例が15.3±11.9であるのに対し，ドクターカー23.6±14.8（p＜0.0001），ドクターヘリ症例19.0±12.4（p＜0.0001）といずれも救急車症例と比べ有意に高値であり，自家用車や独歩の症例はいずれも他の搬送法と比べ有意に軽症であった。同様に，生理学的重症度を表すRTSも救急車症例が7.26±1.17であるのに対し，ドクターカー6.89±1.49（p＜0.0001），ドクターヘリ症例7.12±1.26（p=0.0009）と，それぞれ救急車症例と比較し有意に低い重症例であり，自家用車や独歩の症例はいずれも他の搬送法と比べ有意に軽症症例であった。また，Ps値も救急車症例が0.90±0.19であるのに対して，ドクターカー0.80±0.29（p＜0.0001），ドクターヘリ症例0.87±0.22（p=0.0036）はいずれも救急車症例と比べ有意に救命困難な症例であったが，死亡率は救急車10.5%，ドクターカー19.3%，ドクターヘリ12.5%と，救急車とドクターヘリの間では有意差を認めなかった。より重症患者を搬送しているにもかかわらず救命率に差を認めなかったことから，ドクターヘリ搬送が外傷患者の救命率向上に有益である可能性があると報告した。

ドイツでは，本邦より先んじて1970年代よりド

クターヘリの全国配備を進めており，現在では80カ所以上のドクターヘリの基地病院が整備されている。このドイツでは「15分ルール」という言葉があり，救急コールから15分以内に治療が開始されるようにドクターヘリやドクターカーの整備とともに病院前救急診療の体制が確立している[7]。一方，本邦におけるドクターヘリの配備は，1999年に試行的事業が始まり，2001年より整備が開始され，2013年5月の時点で35道府県41カ所に基地病院が整備されている。認定NPO法人救急ヘリ病院ネットワーク（HEM-Net）によるとまずは最低50カ所の配備が必要であり，各都道府県に少なくとも1機は必要とされており，今後導入予定の県もある。また，本邦におけるドクターカーの整備は1991年より厚生労働省事業の一環として推進されている。大阪市豊能医療圏における千里救命救急センターや，千葉県船橋市の船橋市立医療センターでは，主に院外心肺停止においてその効果が報告されているが[8,9]，救急医不足や経済的な問題から全国的に十分な配備が進んでいるとはいえない状況である[10]。

本邦におけるドクターヘリに関する効果としては，急性心筋梗塞の治療に関して，ドクターヘリ群が救急車搬送群と比較し，医師による治療開始時間および冠動脈造影（coronary angiography：CAG）または経皮的冠動脈形成術（percutaneous coronary intervention：PCI）開始までの時間が有意に短いと報告されている[11]。また，外傷症例に対するドクターヘリの効果としては，現場において収縮期血圧が90mmHg以下と循環動態が不安定な外傷患者の検討によると，外傷症例の生理学的重症度を表すRTSおよびPsはいずれも現場からのフライトドクターの処置により，現場到着時より病院到着時には有意に改善していたと報告されている[12]。ほかに外傷診療に対しては，ドクターヘリによる病院前診療でフライトドクターが施行したFocused Assessment with Sonography for trauma（FAST）が，外傷患者の搬送先医療機関の決定や輸血の準備を迅速に行ううえで有用であると報告している[13]。

外傷登録のデータに基づいたドクターヘリのような救急ヘリコプターの有用性を示すデータは，最大のデータバンクである北米のNTDBのデータを用いた報告にも散見される。2007〜2009年のNTDBのデータ解析によると，15歳以上で熱傷や救命救急センター到着前に死亡した症例を除いたISS 15以上でレベル1もしくは2の外傷センターへ搬送された症例において，通常の救急車による陸路搬送の症例よりもヘリコプター搬送の症例のほうが良好な転帰であったという報告がなされている[14]。年齢に焦点を当てたNTDBの検討では，2007年に無作為に抽出されたレベル1もしくは2の外傷センターへ搬送されたサンプルデータにおいて，18〜54歳の症例はヘリコプター搬送によって死亡率が陸路搬送と比べ減少するが，55歳以上では差を認めなかったという報告がなされている[15]。一方で，オランダのトラウマレジストリーデータを用いた解析によると，ヘリコプター救急の活動が外傷性頭部外傷の転帰の改善には寄与しなかったとする報告もなされている[16]。

また，ドイツのトラウマレジストリーを用いた検討結果から，ドクターヘリやドクターカーなどの病院前診療における適応外の症例において，大量輸液を現場で行った際に転帰が悪化し凝固障害を助長してしまう可能性があるとの報告もなされており[17]，外傷登録データが病院前診療の指針に有益であった報告である。

本邦のドクターヘリの有用性を示した報告も散見されるが，全国データを用いてドクターヘリの有用性を示した報告は少なく，主にJTDBのデータを用いたわれわれの前述の検討結果などである。ここで2012年12月の時点で入手可能であった2005〜2011年に登録されたJTDBのデータ60,767例によって再度，ドクターヘリの有用性に関する検討を行った。搬送方法として救急車，ドクターカー，ドクターヘリ，自家用車，独歩の5群に分け来院時CPA症例であるRTS 0およびRTS不明例，ISS，Ps不明例，転帰不明例を除外したところ，最終的には29,955症例が対象となった。このなかで救急車搬送群とドクターヘリ搬送群の2群を抽出し，それぞれの搬送時間，ISS，RTS，Psを比較検討した。統計解析にはKruskal-Wallis検定を用い有意水準は5％とした。搬送時間は救急車6:12 ± 1:28，ドクターカー14:03 ± 10:21，ドクターヘリ74:28 ± 16:12，独歩81:16 ± 63:40，自家用車103:53 ± 60:24の順で有意に短かった。ドクターヘリ搬送群と救急車搬送群に関して重症度を評価すると，生存例においてはドクターヘリが救急車よりISS（ドクターヘリ群19.91 ± 12.88，

救急車群15.52 ± 11.09, p＜0.001), RTS（ドクターヘリ群7.03 ± 1.42, 救急車群7.30 ± 1.11, p＜0.001), Ps（ドクターヘリ群0.84 ± 0.25, 救急車群0.90 ± 0.19, p＜0.001）のいずれの評価においても有意に重症度が高かった。ドクターヘリ搬送群と救急車搬送群の救命率を覚知から病院到着までの時間で見ると, 高エネルギー外傷のGolden Hourといわれている60分までの時間帯においてはドクターヘリ搬送群において良好な救命率であった（図Ⅳ-2）。搬送時間に関しては, ドクターヘリ搬送群においては現場で医師による診療が行われているため全体の搬送時間は必然的に長くなるが, より重症例であったにもかかわらず受傷後Golden Hour内の搬送症例においては, より軽症である救急車搬送群と比較しても良好な転帰を示していた（図Ⅳ-2）。この結果はドクターヘリによって適切な時間内に現場に投入された医療従事者により, 適切な処置が開始され外傷システムが改善される可能性を示したデータと考えられる。

約3万件のJTDBの集積データから分析しても, ドクターヘリ搬送が搬送システムを充実させ外傷診療システムの質の向上に対して有益である可能性が示唆された。

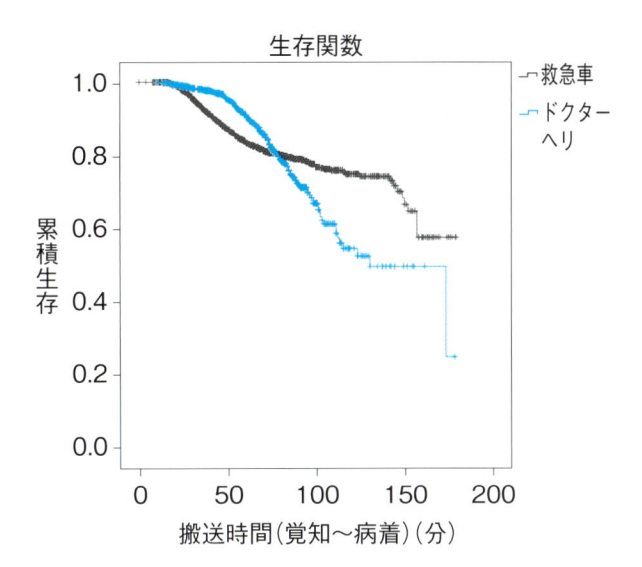

図Ⅳ-2 救急車とドクターヘリにおける覚知から病院到着までの時間と救命率

重要な用語

ドクターヘリ

ヘリコプターを使った救急医療活動は世界中で行われている。一般にはヘリコプター救急, 英語ではAir AmbulanceもしくはHEMS（Helicopter Emergency Medical Service）と呼んでいるが, 特に日本では医師がヘリコプターに乗って患者のもとへ駆けつけるという点を強調して「ドクターヘリ」と名づけられた。ドクターヘリの基本的な要件は, 医療機器を装備し医薬品を搭載したヘリコプターを使い, 病院の敷地内に待機していて, 出動要請が出るや医師と看護師が乗って数分以内に離陸し, 救急現場へ急行, 患者のそばに着陸し, その場でけが人や急病人を治療して, 病状に適した医療施設へ患者を搬送することである。

文 献

1) ACSCOT：Chapter16 Trauma Systems. The Right Patients in the Right Time to the Right Place. PHTLS, 4th Ed., Mosby Inc., St. Louis, 1999.
2) 益子邦洋, 大友康裕, 小関一英：第11章 重症外傷の最新の治療—Preventable Trauma Death最近の動向. 島崎修次, 他編. 救急医療の最先端. 先端医療シリーズ27, 先端医療技術研究所, 東京, 2004.
3) American College of Surgeons Committee on Trauma: Resources for optimal care of the injured patient. Chicago, 1993.
4) JPTEC協議会テキスト編集委員会編：JPTECガイドラインの意義. 外傷病院前救護ガイドライン JPTEC. プラネット, 東京, 2005, pp8-12.
5) 日本外傷学会, 日本救急医学会監, 日本外傷学会外傷研修コース開発委員会編：第3章 外傷と循環. 外傷初期診療ガイドライン JATEC. 改訂版, へるす出版, 東京, 2004, pp43-59.
6) 阪本雄一郎, 益子邦洋, 松本尚, 他：Japan Trauma Data Bank（JTDB）のデータからみた外傷症例におけるドクターヘリ搬送の有用性についての検討. 日本臨床救急医学会雑誌 2010；13：356-60.
7) 朽方規喜：ドイツにおける病院前救急診療. 救急医学 2009；33：597-600.
8) 林靖之：大阪におけるドクターカーシステムの現状と将来. 救急医学 2009；33：507-10.
9) 比留間孝広, 金弘：医師会と共働した船橋市ドクターカーシステムの現状と将来. 救急医学 2009；33：515-18.
10) 甲斐達朗：ドクターカーによる病院前救急診療体制の構築. 救急医学 2009；33：503-6.
11) Hata N, Kobayashi N, Imaizumi T, et al.: Use of an air ambulance system improves time to treatment of patients with acute myocardial infarction. Intern Med 2006; 45: 45-50.
12) Matsumoto H, Mashiko K, Hara Y, et al.: Effectiveness

of a "doctor-helicopter" system in Japan. IMAJ 2006; 8: 8-11.
13) 阪本雄一郎, 益子邦洋, 小網博之：フライトドクターによる現場救急診療の意義. 救急医学 2009；33：529-31.
14) Galvagno SM Jr, Haut ER, Zafar SN, et al.: Association between helicopter vs ground emergency medical services and survival for adults with major trauma. JAMA 2012; 307: 1602-10.
15) Sullivent EE, Faul M, Wald MM：Reduced mortality in injured adults transported by helicopter emergency medical services. Prehosp Emerg Care 2011; 15: 295-302.
16) de Jongh MA, van Stel HF, Schrijvers AJ, et al.: The effect of Helicopter Emergency Medical Services on trauma patient mortality in the Netherlands. Injury 2012; 43: 1362-7.
17) Hussmann B, Lefering R, Waydhas C, et al.: Dose incresed prehospital replacement volume lead to a poor clinical course and an increased mortality? A matched-pair analysis of 1896 patients of the Trauma Registry of the German Society for Trauma Surgery who were managed by an emergency doctor at the accident site. Injury 2013; 44:611-7.

（阪本雄一郎）

6 交通外傷における現場重症度判定と搬送先選定

1 現場における救急隊の搬送先判断基準

　交通事故に伴う外傷患者数そのものは減少傾向であるが，その一方で，二次救急医療機関は当直医師不足と時間外における専門外診療への逡巡から，慢性的に外傷患者の受け入れが滞りつつある。その結果，三次医療機関への外傷患者の搬入件数は増加し，救命救急センターは重症度にかかわらず多くの外傷患者で救急外来が混雑し，入院ベッドが占められることとなる。それは，慢性的な救命救急センターの満床状態の継続と，救命救急医の多忙・疲弊に直結している。この悪循環を解消するために，外傷患者を重症度，緊急度に応じて適切に振り分け，診察可能な医療機関へ適切に搬送するための正確なトリアージシステムが求められている。

　受け入れ医療機関の状況はそのようであっても，交通事故の現場救急隊活動では，救急隊員はプロトコールにのっとって重症度と緊急度を短時間のうちに判断し，観察結果に応じた医療機関選定を行う必要がある。「平成15年財団法人全国市町村振興協会助成事業 救急搬送における重症度・緊急度判断基準作成委員会報告書」[1]（一般財団法人救急振興財団，平成16年3月），「東京消防庁救急活動基準」[2]（東京消防庁救急部，平成22年11月）では，観察項目の評価の優先順位は①生理学的評価（第1段階），②解剖学的評価（第2段階），③受傷機転（第3段階）の3段階となっている（図Ⅳ-3）。最初にバイタルサインの異常のある症例では，②第2段階，③第3段階の評価を省略してLoad & Goとなる。バイタルサイン（第1段階）の異常がなくても，解剖学的に救急処置が早急に必要（第2段階）と判断されれば，その専門的処置が可能な救急医療機関が選定され，Load & Goとなる。初期評価でバイタルサインが安定し，全身観察によりすぐに処置が必要な解剖学的異常が存在しない場合には，第3段階の受傷機転すなわち高エネルギー事故の判断から，重症度・緊急度を予測し，搬送先を選定するのが現状である。

2 米国 Field Triage 2011

　米国でも1970年代には，外傷患者の治療成績は"無視された疾患"といわれ惨憺たるものであった。そのため米国外科学会外傷委員会（American College of Surgeons Committee on Trauma：ACS-COT）は，1982～1989年に外傷登録制度を使って大規模な重症外傷の予後調査（Major Trauma Outcome Study：MTOS）を行い，カナダからの症例も含めて17万件以上の外傷症例を収集・分析した[3]。そこから，生理学的重症度であるRTS（外傷患者のGCS〔意識障害スコア〕，収縮期血圧，呼吸数それぞれに係数を掛けて合計して算出，数値が小さいほど重症），解剖学的重症度であるISS（第3章5節「AISの誕生と変遷」参照）に年齢を加えて3つの独立項目から予測生存率（Ps）を算出するTRISS法と呼ばれる方法が開発された。Ps＞0.5（予測救命率が50％より高い）にもかかわらず死亡した症例にpeer review（複数の専門家による症例検討）を加えて死因を探り，実際に救命できたかどうか比較することにより，その外傷センターの治療成績を客観的に評価できるようになり，外傷診療の質向上に大いに寄与することとなった。外傷登録制度は1994年にはNTDBとして連邦政府の援助を受け，外傷センターの施設基準の認定などにも利用され，米国の外傷診療のさらなる発展に寄与している。登録参加施設は700以上，登録症例数は250万を超える規模になっている[4]。

　外傷登録の基本となる人体の解剖学的な損傷分類と重症度の決定には，米国自動車医学振興協会（Association for the Advancement of Automotive Medicine：AAAM）が中心となって開発したAISが1971年から用いられている[5]。当初は自動車事故に関連した損傷分類であったが，その後外傷全般の損傷分類と重症度決定にも広く用いられるようになり，AISは外傷データを収集登録するための世界標準となっている。AISコードは，損傷部位と損傷形態を示す6桁の数値と，重症度を表す1桁

第4章　研究成果

第1段階　　　　　　　　　生 理 学 的 評 価

```
意　識：JCS 100以上
呼　吸：10回/分未満または30回/分以上
　　　：呼吸音の左右差
　　　：異常呼吸
脈　拍：120回/分以上または50回/分未満
血　圧：収縮期血圧90mmHg未満または収縮期血圧200mmHg以上
SpO₂　：90%未満
その他：ショック症状
※上記のいずれかが認められる場合
```

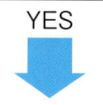

YES → 重症以上と判断（※1）

NO ↓

第2段階　　　　　　　　　解 剖 学 的 評 価

- ・顔面骨骨折
- ・頸部または胸部の皮下気腫
- ・外頸静脈の著しい怒張
- ・胸郭の動揺，フレイルチェスト
- ・腹部膨張，腹壁緊張
- ・骨盤骨折（骨盤の動揺，圧痛，下肢長差）
- ・両側大腿骨骨折（大腿の変形，出血，腫張，圧痛，下肢長差）
- ・頭部，胸部，腹部，頸部または鼠径部への穿通性外傷（刺創，銃創，杙創など）
- ・15%以上の熱傷を複合している外傷，顔面または気道の熱傷
- ・デグロービング損傷
- ・多指切断（たとえば手指2本，足指3本）
- ・四肢切断
- ・四肢の麻痺

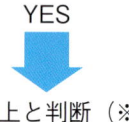

YES → 重症以上と判断（※1）

NO ↓

第3段階　　　　　　　　　受 傷 機 転

- ・同乗者の死亡
- ・車から放り出された
- ・車に轢かれた
- ・5m以上跳ね飛ばされた
- ・車が高度に損傷している
- ・救出に20分以上要した
- ・車の横転
- ・転倒したバイクと運転手の距離：大
- ・自動車が歩行者・自転車に衝突
- ・機器器具に巻き込まれた
- ・体幹部が挟まれた
- ・高所墜落

YES → 重症以上と判断（※2）　　　NO → 中等症以下と判断

原則，重症度・緊急度を評価する優先順は，第1段階，第2段階，第3段階の順とする．

（※1）重症以上と判断した場合の医療機関の選定は，救命救急センター等の三次救急医療機関，あるいはこれに準ずる二次救急医療機関および地域の基幹病院とすること．
（※2）原則※1と同様であるが，搬送病院の選定に苦慮する場合には，医師の助言，指導を受けること．

―――― 留 意 点 ――――

そ の 他 の 評 価

以下の項目に該当している場合は，第1段階から第3段階までの各項目に該当していなくても，重症以上となる可能性があるので，搬送病院の選定に苦慮する場合には，医師の助言，指導を受ける．

- ・小児または高齢者
- ・心疾患または呼吸器疾患の既往
- ・糖尿病（特にインスリン使用中）
- ・肝硬変
- ・透析患者
- ・悪性腫瘍
- ・出血性疾患（紫斑病，血友病等）
- ・抗凝固薬服用中
- ・薬物中毒
- ・病的肥満
- ・妊婦

図Ⅳ-3　外傷の重症度・緊急度判定基準

```
Glasgow Coma Scale                    ≤13
Systolic Blood Pressure (mmHg)        <90mmHg
Respiratory rate                      <10 or 29 breaths per minute
                                      (<20 in infant aged <1 year),
                                      or need for ventilatory support
```

- All penetrating injuries to head, neck, torso and extremities proximal to elbow or knee
- Chest wall instability or deformity (e,g., flail chest)
- Two or more proximal long-bone fractures
- Crushed, degloved, mangled, or pulseless extremity
- Amputation proximal to wrist or ankle
- Plevic fractures
- Open or depressed skull fracture
- Paralysis

- Falls
  — Adults: >20 feet (one story is equal to 10 feet)
  — Children: >10 feet or two or three times the height of the child
- High-risk auto crash
  — Intrusion, including roof: >12 inches occupant site; >18 inches any site
  — Ejection (partial or complete) from automobile
  — Death in same passenger compartment
  — Vehicle telemetry date consistent with a high risk of injury
- Auto vs. pedestrian/bicyclist thrown, run over, or with significant (>20 mph) impact
- Motorcycle crash >20 mph

図Ⅳ-4　米国Field Triage 2011による搬送基準
(Guidelines for Field Triage of Injured Patients; Recommendations of the National Expert Panel on Field Triage, 2011. Morbidity and Mortality Weekly Report. CDC, Recommendation and Reports 61 (1), 2012. より)

のAISスコアによって構成される。ISSの算出は，AIS損傷スコアが最も高いものを損傷区分ごとに1つ選び，上から順に3番目までの損傷スコアを2乗して合計したもので，死亡率と相関するといわれる。RTS，年齢とともにPs算出に用いられる。

最新の米国における現場トリアージは，1999年，2006年に続き，2011年に図Ⅳ-4のように改訂された[6]。そのなかでステップ3の受傷機転によるトリアージに記載されている内容は，交通事故では乗車席＞12インチ，その他＞18インチ以上のへこみ（ルーフを含む），投げ出され（体の一部でも），同じキャビン内の同乗者の死亡，車載された運行データ上外傷をきたす危険性が高いもの，自動車vs人または自転車で跳ね飛ばされ，轢かれ，時速20マイル以上での衝突，時速20マイル以上での自転車事故が列挙されている。

3　分析からわかった緊急度の低い症例

外傷患者については一定のオーバートリアージを容認することで，隠れた重症や急変患者の救命が可能となることは間違いないが，3つの段階に合致したため救命救急センターへ搬送され，その後も一貫して状態が安定した症例について，JTDB 2004-2007データを用いて検討した[7]。明らかな第1段階（生理学的異常なし），第2段階（解剖学的異常なし）をクリアした症例は，第3段階すなわち受傷機転が高エネルギー事故に相当するために搬送された症例ということができる。その症例のなかで，最終的に三次救急医療施設（救命救急センター）でなくても対応可能であったと思われる症例につき検討した。逆に，現場では生理学的異常，解剖学的異常を認めなかったにもかかわらず，搬送中，あるいは医療機関到着時に生理学的に急激な悪化をきたした例と，

第4章　研究成果

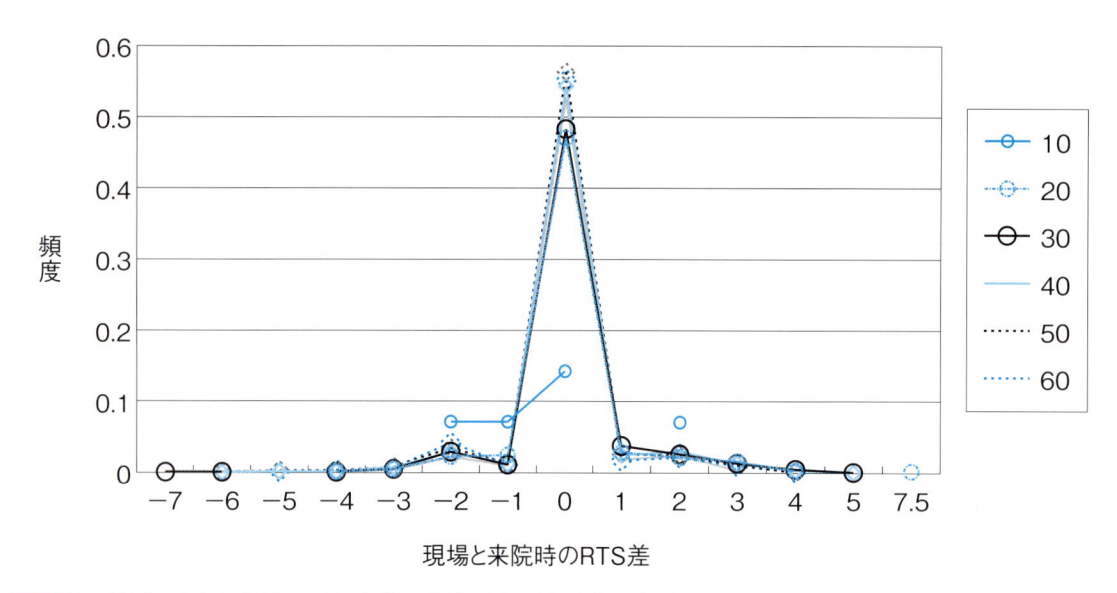

図Ⅳ-5　搬送時間別（分）のRTS差の頻度分布（全体を1とする）

重大な解剖学的異常が見つかった例についても検討を加えた。これらにより，実際に第3段階の"高エネルギー外傷"による三次医療機関の選定基準がどの程度適切なのかを検討したうえで，正しい選定により，二次医療機関，三次医療機関双方の負担を軽減することが目的である。

対象は，2004～2007年12月までの4年間にJTDBに登録された外傷症例20,257例のうち，交通外傷9,280例とした。

方法は，現場における生理学的評価の指標としてRTSを使用し，以下の式で算出した。

RTS = 0.9368 × GCSのスコア + 0.7326 × 収縮期血圧のスコア + 0.2908 × 呼吸数のスコア

現在，救急隊は意識レベルの定量的評価にJapan Coma Scale（JCS）を使用しているため，JCSからGCSへの換算をJCS 0～2をGCS 15，JCS 3をGCS 14，JCS 10をGCS 13，JCS 20をGCS 12，JCS 30をGCS 9，JCS 100をGCS 7，JCS 200をGCS 6，JCS 300をGCS 3とした。これを用いて，交通外傷患者の現場RTSを算出し，搬送時間（現場出動～病院到着の時間）の長短（分）によって生理学的指標が悪化または改善する程度を，現場でのRTS別に評価した。これにより，搬送時間の違いによる生理学的指標の変化を捉えることとした。

次に，現場で生理学的評価に異常を認めないRTS値 = 7.8408の症例を抽出し，かつそのなかで外傷症例の解剖学的重症度指標であるISS＜15の軽症例を選別した。ISSは各救命救急センター搬送後に最終診断に基づいて算出されたものを採用した。この2つの条件をクリアした3,049例は，現場での生理学的評価に異常なく，さらに病院到着後に診断された解剖学的重症度が軽症である症例といえる。すなわち，現場において第1段階，第2段階ともに異常がみられず，三次医療機関への選定理由が第3段階の受傷機転が高エネルギー事故であったと考えることができる。

これらの症例を分析・検討することで，搬送先を二次医療機関に選定することが可能かどうかを検討した。また，第1段階，第2段階に異常がないにもかかわらず，結果としてアンダートリアージとなった症例の割合と，その内容についても併せて検討した。

結果としては以下のことが示された。

①救急隊の記載により現場RTSが算出可能な症例が5,062例（55％），来院時のRTSが算出可能な症例が4,967例（54％）あった。ISS＜15が4,168例（45％），ISS≧15が4,070例（44％）であった。ISSにかかわらず，現場RTSと来院時RTSの変化を搬送時間別に示すと，図Ⅳ-5のように搬送時間にかかわらず大部分は変化していない。現場RTS値が来院時も変化していないものが4,001例（80.6％），悪化したもの434例（8.7％），改善したものが532例（10.7％）であった。現場RTS正常で搬送時間が20分～2時間

96

表Ⅳ-9 RTSの悪化例（全46例中）

	来院時RTS	AISスコア3	AISスコア2	AISスコア1	ISS
①RTS差7.5	0	胸郭損傷			9
②RTS差3.5	4	脛骨骨折　骨幹部骨折	手根骨・中手骨骨折	上肢　挫傷（血腫）	10
	4			頭部　裂創	1
③RTS差2.5	5	脳挫傷・頭蓋底骨折			9
	5		肩関節損傷　脱臼	頸椎捻挫	9
	5		腓骨骨折　外果骨折		4
	5		脳振盪	顔面　挫傷	5
	5		下顎骨骨折　関節突起骨折	顔面裂創・下肢裂創	5
④RTS差1.5 （38例）	6	くも膜下出血 脳挫傷 大腿骨骨折　骨幹部 気脳症 頭蓋底骨折　髄液瘻 傾眠傾向・昏迷・意識障害 : : :	脳振盪 鎖骨骨折 尺骨骨折　非開放性骨折 脛骨骨折　顆間隆起骨折 頭部　裂創 意識障害 : :	膝関節損傷　挫傷 頭部　挫傷（血腫） 顔面　裂創 頸部　挫傷（皮下血腫） 胸部　挫傷（血腫）: 指節間関節損傷・脱臼 : :	14 : : : : : : 1

注：RTS差＝現場での階級化されたRTS値（7.5）－来院時の階級化されたRTS
　上記の来院時RTSは階級化されたRTSを使用．
　④RTS差1.5のAISスコア1〜3はAISコードの集計記載が多い順に記載している．

では，RTS悪化例が若干増加するが有意差はなかった．

②来院時のRTSを算出可能な4,967例のうち，現場RTS値が7.8409（正常値）であったのは3,049例（61%）であった．搬送後に計算されたISSを当てはめると，現場RTS正常かつISS＜15は2,095例で，記載内容が有効な4,954例の42%であった．記載有効例は1,898例で，このうち現場RTSと来院時RTS差が0のものは1,852例（98%）であった．

③現場RTS正常でISS＜15の2,095例中，救急隊の搬送基準を満たす解剖学的異常のAISコードをもつ症例が約400例あり，これらを除く1,695例（80.9%）が第3段階の高エネルギー事故による選定と考えられた．

④現場RTS正常かつISS＜15にもかかわらず，来院時RTS低下例は全部で46例（2%）であり，その一部を表Ⅳ-9に示す．悪化例の具体的な外傷内容には，重症頭部外傷（acute epidural hematoma〔急性硬膜外血腫〕）と出血性ショック，胸部外傷による低酸素血症の進行などの可能性が示唆され，逆に改善するのは脳振盪，酸素投与で改善する低酸素症などが考えられた．

4　医療機関選定に必要なもの

今回の検討結果から，現場のRTSに異常なく，明らかな解剖学的異常が認められない場合には，搬送時間，受傷機転にかかわらず，98%の症例で来院時にRTSは変化せず，明らかな解剖学的異常がその後見つかることはなかった．すなわち，二次医療機関でも対処可能と考えられた．

さらに，医療機関で診断されたAISによる外傷形態から翻って，現場から搬送途上で状態の悪化した例をピックアップし，さらに詳細な検討を加えることで，外傷機転×現場RTS×搬送時間により悪化の危険因子のある例を選別できる基準を検討していく必要がある．

また，日本の実情に合致した高エネルギー事故（外傷）の搬送基準を策定していくことも必要である．

文 献

1) 財団法人救急振興財団：平成15年度財団法人全国市町村振興協会助成事業 救急搬送における重症度・緊急度判断基準作成委員会報告書．平成16年3月．
2) 東京消防庁救急部：東京消防庁救急活動基準．平成22年11月．
3) Champion HR, Copes WS, Sacco WJ, et al.: The Major Trauma Outcome Study: establishing national norms for trauma care. J Trauma 1990; 30: 1356-65.
4) American college of surgeons. http://www.facs.org/trauma/ntdb/docpub.html
5) Rating the severity of tissue damage. I. The Abbreviated Injury Scale. JAMA 1971; 215: 277-80.
6) Guidelines for Field Triage of Injured Patients; Recommendations of the National Expert Panel on Field Triage, 2011. Morbidity and Mortality Weekly Report. CDC, Recommendation and Reports 61 (1), 2012.
7) 田中幸太郎，三宅康史，奈良大，他：現場での生理学的評価に異常のなかった交通外傷患者の搬送先選定について―Japan Trauma Data Bank（JTDB）を用いた検討．日本外傷学会雑誌 2009；23：263-9.

（三宅康史，有賀 徹，田中幸太郎）

7 救急医療における診療の質の評価手法

1 救急医療の評価：死亡率（mortality）から診療実績（performance）へ

1970年代より防ぎえた外傷死（PTD）を減少させるための外傷のシステム（Trauma System）の構築が進んできた[1]。その後，防ぎえた外傷死割合とリスク調整後死亡率は外傷センターの診療実績を定量化し，比較する指標として広く用いられ，これらの努力により，米国における防ぎえた外傷死は1950年代の10分の1に減少した[2]。しかし，死亡率の減少とともに，救急医療における診療実績（performance）を評価する指標として死亡率だけでは不十分と考えられるようになってきた。

2 診療実績指標（performance measures）の目的

診療実績指標は，さまざまな目的で利用が可能である。Gruenらは，①各施設内部での質向上，②外部への提示や自施設の位置づけの確認（ベンチマーキング），③行政，各種の協議会などにおける将来計画の立案，④研究，の4つをあげている[3]。

3 施設間のベンチマーキング時の注意点

診療実績指標の測定により，施設間あるいは地域間における診療実績の比較，すなわちベンチマーキング（benchmarking）が可能になる。しかし，ベンチマーキングを行う場合，各施設における患者の疾病構造，重症度，緊急度などが異なるため，指標の数値を単純比較することは妥当ではない。そのため，リスクによる層別化（risk stratification）や，リスク調整（risk adjustment）を行ったうえで，結果（outcome）指標の比較を行うことが一般的である。

リスクによる層別化とは，患者を特性，疾病構造，重症度，緊急度などのリスクによって2群以上に分類し，同じリスクをもつ患者群に対する指標を評価する方法である。リスク調整とは，施設や地域間で異なる患者の特性による影響を統計学的に補正する手法で，直接法と間接法と呼ばれる手法が存在する。直接法は人口が10万人以上の集団に対しての利用が推奨されるため，外傷データバンクなどの症例登録のデータでは間接法が用いられ，そのなかでも一般的な方法は，Observed-to-Expected Ratio（O/E Ratio，O/E比）を利用する方法である。本節では主にリスク調整についての説明と日本外傷データバンク（JTDB）データを利用した実例を紹介する。

O/E比とは，ある集団の実際のイベント発生数とその期待値の比である。イベントが「死亡」の場合，ある施設のO/E比が1.0を超えていればその施設の死亡率が基準集団より高いことを示し，1.0未満であれば低いという解釈が成り立つ。そのうえで，O/E比の90％信頼区間をとり，90％信頼区間の下限値が1.0を超える場合，その施設あるいは地域では死亡率が基準集団に比べ有意に高いことを示し，逆に90％信頼区間の上限値が1.0未満の場合，施設あるいは地域における死亡率が有意に低いことを示す[4]。

リスク調整は有用な手法であるが，その解釈には十分な注意を要する。第一にリスク調整を行ったとしても，われわれはすべてのリスクを知っているわけではなく，数値化できない場合もあるという限界（limitations）があるという前提で結果を評価することが重要である。第二にリスク調整による診療実績の評価では，各施設における診療実績と「仮想的な平均施設」で同じ患者を治療した場合の診療実績の差異を定量化している。そのため，異なる施設における診療実績の単純比較（ランキング）を行うのは適切ではないという点を理解する必要がある[5,6]。このような限界があるという前提でリスク調整による診療実績の評価結果を解釈することが重要である。

4　適切な診療実績指標

2010年のStelfoxらのレビューでは、外傷診療領域で1,572の指標が報告されている[7]。これらの指標に対する信頼性（reliability）と妥当性（validity）の評価を経て、現時点における外傷の診療実績指標にはいくつかの課題が存在する。第一にエビデンスに基づき明確に定義され、広く用いられている外傷の質を評価するための指標セットが存在しないことである。第二に外傷の質向上の試みが施設単位で行われることが多いという点である。できれば地域単位、あるいは国単位で役立つ指標が望まれる。第三に現在の指標は病院前あるいは急性期の診療に特化したものが多く、発症から回復までの長期のケアに関する指標が少ない。第四にこれらの指標のなかでエビデンスが確立されたものはほとんどなく、唯一、「防ぎえた外傷死に対するpeer reviewの実施」だけが信頼性と妥当性を確保していると報告されている[8),9)]。

米国のAgency for Healthcare Research and Quality（AHRQ）では、診療実績指標構築のプロセスは①構築、②導入、③運用、④引退の4つのフェーズに分かれると述べられている。また、診療実績指標を構築する際には、「どのような質を明確にするのか（concept）」「どのような視点の質を測定するのか（perspective）」「どのようにして測定するのか（method）」、そして「どのように利用するのか（application）」を明確にする必要があると記載されている[10)]。

5　診療実績指標に関する研究の実例（Trauma Symposium 2011における発表より）

2004年1月1日〜2011年12月31日に来院したJTDB登録患者は94,642例であった。そのなかからすべてのAISが3未満の患者16,957例、AISが不明である患者6,574例、転送症例7,939例、16歳未満の3,512例、院外心肺停止であった4,469例、転帰が不明の4,915例、TRISS算出に必要なパラメータ（収縮期血圧、呼吸数、GCS、年齢、鈍的・鋭的の区別）が不明な患者11,154例を除外すると39,122例であった。このうち鋭的外傷は1,157例と少ないため、鈍的外傷37,965例のみを対象とした。

リスク調整後死亡率を算出するために、TRISS法で用いられている項目を独立変数としてロジスティック回帰モデルを作成した。対象となる鈍的外傷の登録を行った施設は全部で147施設で、そのうち、2004〜2011年の間に30例以上の対象症例の登録がなされていた106施設を対象として、施設ごとのO/E比と、その90％信頼区間を求めた。そのうえで、信頼区間の上限値が1.0未満の施設を「high performer」、信頼区間が1.0をまたぐ施設を「average performer」、信頼区間の下限値が1.0を上回る施設を「low performer」と分類した。図Ⅳ-6は106施設をO/E比の低い順に並べたものである。13

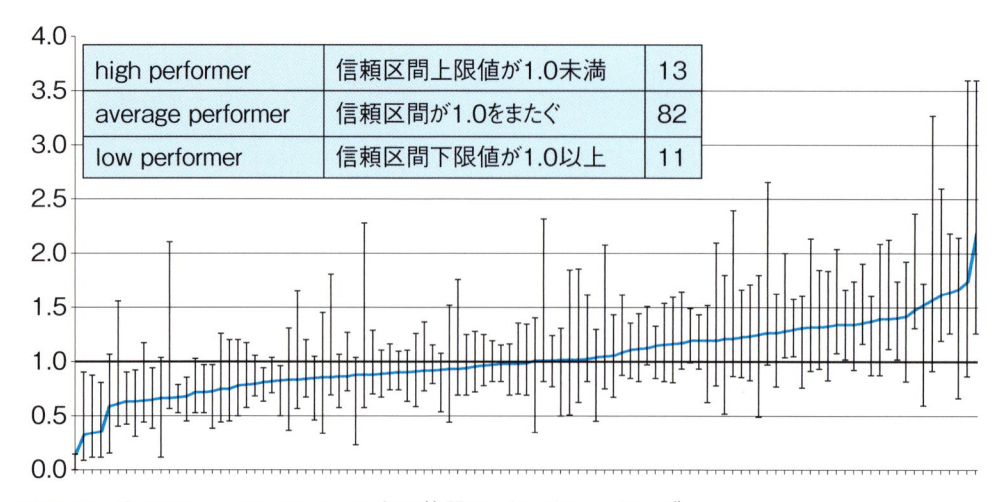

図Ⅳ-6　O/E Mortality Ratioによる施設のベンチマーキング

high performer	信頼区間上限値が1.0未満	13
average performer	信頼区間が1.0をまたぐ	82
low performer	信頼区間下限値が1.0以上	11

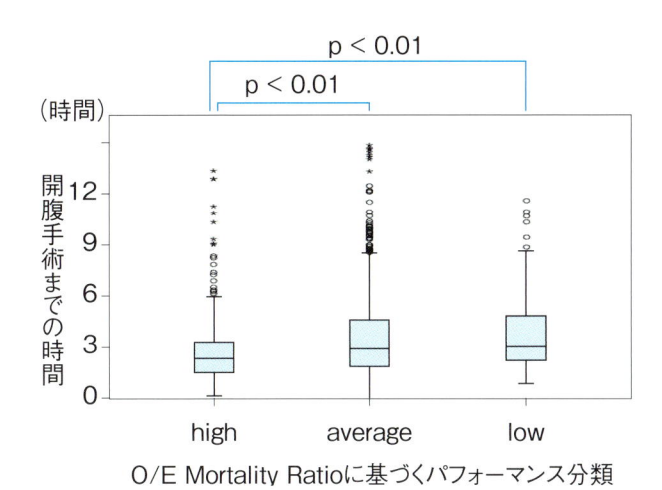

図Ⅳ-7　開腹手術までの時間

施設がhigh performer，82施設がaverage performer，11施設がlow performerであった。

さらに，このO/E比による分類を用いて「緊急開腹術までの時間」を比較した。「緊急開腹術までの時間」はStelfoxらが診療実績指標の候補としてあげた7つの指標[8),9)]のなかの1つである。対象は緊急開腹術の記録があったもの1,344例から，時刻データが不完全だった57例と開腹術まで12時間以上経過していた347例を除いた940例とし，3群の緊急開腹術までの時間をKruskal-Wallis検定で比較した。その後，Boneferroni補正を加えたMann-Whitney検定を行い，各群間の比較を行った。結果を図Ⅳ-7の箱ひげ図に示す。high Performerでは手術開始までの時間が他群に比べて有意に短かった。

この研究実例では「緊急開腹術までの時間」を用いて診療実績を比較した。しかし，「緊急開腹術までの時間」を有用な診療実績指標として利用するためには，この指標がアウトカム（この場合は死亡率）に影響することが科学的に示されていることが，より望ましいと考えられる。また，単純に病着から手術開始までの時間だけを検証すると，来院後しばらくしてから急変した患者などは手術までの時間を過大評価することになってしまうなどの問題もあり，より詳細な分析が必要となる。このように臨床における正しい判断や決断，そして行動をモニタリングしていくために適した指標を検討していくうえでも多数の症例が集積され，かつ，目的に合致したデータが記録される「データバンク」の果たす役割は大きいと考えられる。

重要な用語

外傷のシステム（Trauma System）

外傷のシステムとは，一定地域内で行われるすべてのタイプの外傷患者に対するさまざまな対応について，パブリックヘルスと統合された形で実施されるさまざまな調整や組織づくりと定義されている（米国のNational Highway Traffic Safety Administrationのウェブサイトより引用）。近年のレビュー（Anaesthesia 2013; 68 Suppl 1: 30-9）では，外傷発生から治療開始までのすべてのプロセスとパブリックヘルスモデルを駆使して，外傷患者の死亡と障害や後遺症を減らすことが重要な目的であると述べられている。

ベンチマーキング（benchmarking）

ベンチマーキングの目的は，ランキングをつけることではない。診療実績指標などを活用した自分たちの位置の確認であり，目標（ゴール）を定めていくことが目的である。また，同じ特性をもつ施設グループでよりよい診療実績指標をもつ施設が行っているさまざまな工夫（ベストプラクティス）を共有し，地域全体としての質を高めていくことも重要である。同時に質向上の努力（PDSA）による効果を自施設のなかで経時的に測定し，その効果を実感しながら，改善を行っていくという意味合いもある。

文献

1) West JG, Trunkey DD, Lim RC: Systems of trauma care. A study of two counties. Arch Surg 1979; 114: 455-60.
2) Gruen RL, Jurkovich GJ, McIntyre LK, et al.: Patterns of errors contributing to trauma mortality: lessons learned from 2,594 deaths. Ann Surg 2006; 244: 371-80.
3) Gruen RL, Gabbe BJ, Stelfox HT, et al.: Indicators of the quality of trauma care and the performance of trauma systems. Br J Surg 2012; 99 Suppl 1: 97-104.
4) TQIP 2008 Report. 2008.
5) Shahian DM, Normand SL: Comparison of "risk-adjusted" hospital outcomes. Circulation 2008; 117: 1955-63.
6) Romano P, Hussey P, Ritley D: Selecting Quality and Resource Use Measures: A Decision Guide for Community Quality Collaboratives . http://www.ahrq.gov/qual/perfmeasguide/
7) Stelfox HT, Bobranska-Artiuch B, Nathens A, et al.: Quality indicators for evaluating trauma care: a scop-

ing review. Arch Surg 2010; 145: 286-95.
8) Stelfox HT, Bobranska-Artiuch B, Nathens A, et al.: A systematic review of quality indicators for evaluating pediatric trauma care. Crit Care Med 2010; 38: 1187-96.
9) Stelfox HT, Straus SE, Nathens A, et al.: Evidence for quality indicators to evaluate adult trauma care: a systematic review. Crit Care Med 2011; 39: 846-59.
10) AHRQ Quality Indicators: Quality Indicator Measur. Ohio, Battlle, Development, Implementation, Maintenance, and Retirement. 2011.

（青木則明，酒井未知，東平日出夫，大田祥子）

8 日本外傷データバンクデータを用いた医療リソース消費の解析

1 背景と目的

 日本外傷データバンク（JTDB）データを用いて解析を行う代表的な研究例は，特定の外傷について，あるいは外傷にかかわるパラメータを用いて，将来の予後予測を行うこと[1]や，それらを用いて全体における自施設の立ち位置を知ること，診療の質を測ることであろう．本節では，JTDBデータを用いて，医療リソース消費を俯瞰・解析する．具体的には，救命救急センターICUなどの集中治療病床，ならびに一般病床占有の状況を検討する．

 今や急性期病院の多くが，診断群分類包括評価（Diagnosis Procedure Combination：DPC）対象病院である．各傷病に対する入院日数のみの単純計算であればDPCデータ（様式1，E / Fファイル）を使用して各主要診断群（Major Diagnostic Category〔MDCコード〕）ごとに解析することがある程度可能である．しかし，MDCコードのみでは重症度が反映されない．また，合併症・偶発症に医療資源が最も投入された場合，元傷病のMDCコードが採用されなくなる点で限界がある（例：肝損傷→DIC，肋骨骨折→嚥下性肺炎，とMDCコード変更が生じるため，解析対象母集団が変わってしまい，正確に分析できない）．

 外傷診療を含む救急医療の質が議論される一方で，限りある人的・物的リソースの有効活用は重要な課題である．病院機能分化の見地からも[2]，また救命救急センターにおける救命救急入院料加算に代表される適正な診療報酬の観点からも，超急性期を乗り切ったあとには速やかな転院・転床が望まれる．

 JTDB登録症例については，各重症度パラメータも併せて検討できることが特徴であるため，医療リソース消費の1つであるICUならびに一般病床占有の状況と，ICU長期滞在例の傾向を把握し，さらに外傷の重症度と併せて解析を試みた．

2 対象と方法

 2004～2010年にJTDBに登録された症例を抽出した（n = 70,683）．

1）初療からの入院ベッドの流れ（種別）の解析

 JTDBデータのうち，「初期治療後入院病棟」「救急部退出／転科日」「退院日」「退出後転出先」のデータより，入院先病棟ならびに入院後の転床・転院ルートを区分した．RTS，ISS，TRISS Psなど重症度や予後予測にかかわるパラメータを各区分ごとに集計し，平均値で表した．

2）重症度と入院日数の解析

 ISSごとにICU滞在日数，総入院日数を集計した．

3 結 果

1）初療後の患者入院病棟の流れと重症度，転帰

 表Ⅳ-10に初療室からの入院病棟の流れごとの重症度，入院日数を示した．初療室からの流れは，初療室→ICU→一般病棟→退院・転院・死亡など，初療室→ICU→退院・転院・死亡など，初療室→一般病棟→退院・転院・死亡など，初療室→転院・外来死亡，不明のもの，と区分できた．RTS，ISS，TRISS Psの各パラメータに欠損のないデータは対象症例のうち60,580症例（85.7％）であった．初療後にICUに入院後一般病棟に転床となった症例は計9,564症例で，ICU滞在日数は，一般病棟からさらに転院を要した症例では平均8.0日，一般病棟から退院となった症例では平均6.2日であった．

 一方，ICUに入院したあと一般病棟に転床せず直接転院，あるいは退院の転帰をとった症例は，それぞれ6,217症例，9,444症例と一般病棟を経由する症例より多かった．これらの症例では必ずしも一般病棟転床を経由する症例より重症であるわけではないが，ICU滞在日数は長期となっていた．

 初療後直接一般病棟に入院となった症例は18,878例と多数で，うち死亡の転帰をとったものが226症

表 IV-10　初療から入院・退院・転院までの経路別に見た重症度と入院期間

病床区分			転帰	患者数	RTS	ISS	TRISS Ps	ICU滞在日数（日）	一般病棟滞在日数（日）
初療室	ICU	一般病棟	転送	3,517	7.4	14.8	0.92	8.0	30.8
			退院	5,579	7.6	12.2	0.96	6.2	28.3
			死亡	178	5.7	19.5	0.66	5.7	21.0
			その他, 不明	290	7.4	12.9	0.93	8.4	34.0
			転送	6,217	7.4	14.1	0.93	20.9	
			退院	9,444	7.6	8.2	0.97	14.1	
			死亡	1,790	4.0	26.0	0.44	17.1	
			その他, 不明	512	7.3	12.5	0.92	13.2	
	一般病棟		転送	6,855	7.8	8.7	0.97		25.0
			退院	10,026	7.8	7.1	0.98		17.6
			死亡	226	5.8	13.0	0.73		35.4
			その他, 不明	1,771	7.7	8.2	0.97		9.6
			転送	NA*					
			退院	1,925	0.6	32.0	0.10		1.5
不明				12,250	7.5	7.0	0.95		
			計	60,580					

*データベースに該当なし

表 IV-11　救命救急センターへの入院が14日を超えた症例

病床区分			転帰	患者数	RTS	ISS	TRISS Ps	ICU滞在日数（日）	ICU滞在日数最大（日）	一般病棟滞在日数（日）
初療室	ICU	一般病棟	転送	266	6.9	21.6	0.84	39.0	745	41.6
			退院	282	7.2	20.0	0.90	31.2	384	50.8
			死亡	15	5.4	24.1	0.59	33.7	86	32.9
			その他, 不明	29	6.9	23.1	0.82	30.4	92	49.5
			転送	1,538	7.1	19.6	0.87	41.5	1,002	
			退院	1,101	7.4	14.6	0.95	45.9	453	
			死亡	178	6.5	13.6	0.79	74.9	222	
			その他, 不明	84	7.4	17.9	0.91	30.9	103	
			計	3,493						

例あった。これらの症例ではICU入院となったものよりISSは低かった。

　初療時死亡は1,925例であった。初療後転送となった症例は，JTDBの入力区分上正確に判定することができないため本研究では分類しなかった。

　ICU滞在が15日以上の症例を表IV-11に示す。ISSは表IV-10に示した全症例のものより高値に偏っており，ICU滞在日数は平均でも各カテゴリーで30〜40日以上となっていた。ICUから一般病棟を経て転院・退院した症例：ICUから直接転院・退院した症例の主たる外傷部位の割合はそれぞれ，頭頸部19％：15％，胸部39％：36％，腹部13％：18％，脊椎脊髄4％：5％，四肢20％：24％，熱傷4％：2％と同様の分布を示した。

2）重症度と入院日数

　ISSを横軸に，ICU入院日数を縦軸にとったグラフを図IV-8に示す。重症度が高くなるほど死亡の転帰をとった症例が増加し平均入院日数を下げるため，死亡症例を除外したデータを併せて示した。ISSとICU滞在日数の間に相関が認められた（R＝0.90）。ICU・一般病棟にかかわらない総入院日数についても同様の傾向が認められた（図IV-9）。

　死亡症例の死亡日を図IV-10に示す。3日以内の

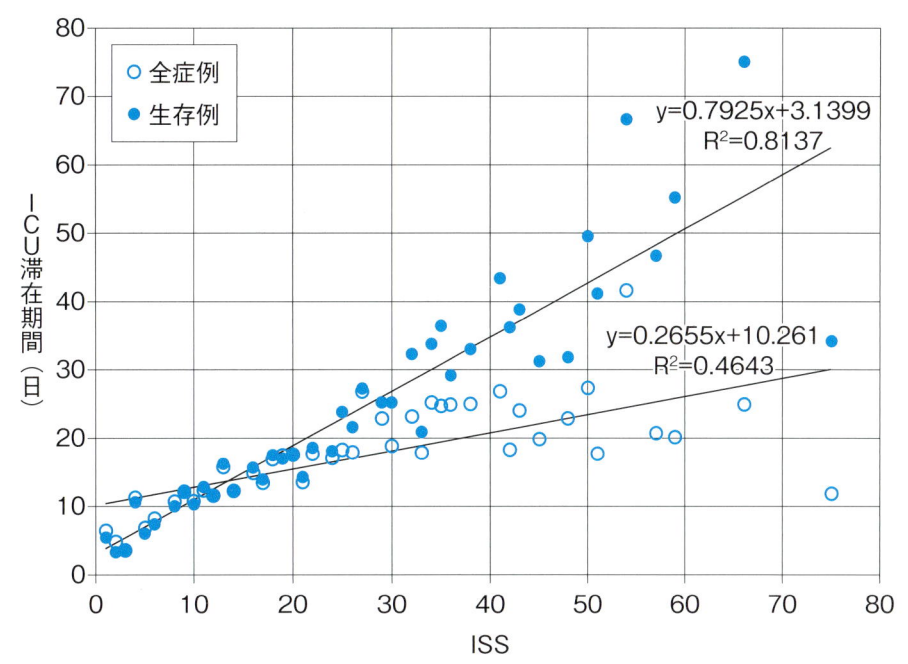

図Ⅳ-8 重症度（ISS）とICU滞在期間

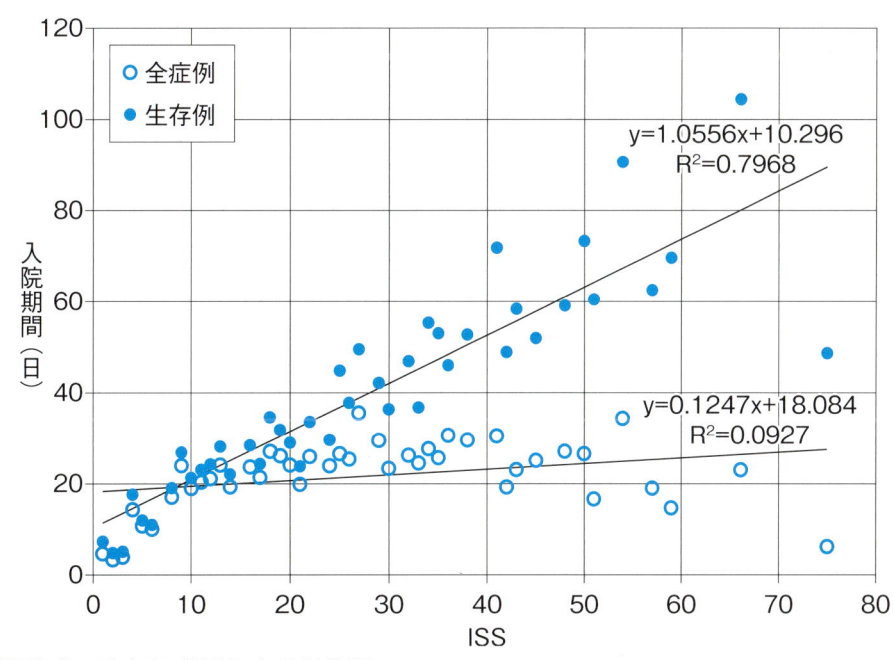

図Ⅳ-9 重症度（ISS）と入院期間

死亡が5,856例で，死亡日の確定できる8,612例のうち68.0%を占めた。

4 考 察

救急患者の応需の向上に向けた取り組みについては，東京ルール[3]に代表される受け入れのためのルール策定（入口）が注目されがちである。しかし，不応需の主たる原因の1つである救命救急センターの満床問題に関しては，現時点で有効な対策は見当たらない。各施設の医療連携室スタッフは必ずしも日単位の急を要する退院転院調整に常に対応できるとは限らないため，救命救急センターのスタッフ医師による調整が必要となり，さらにそれが救急業務を圧迫する悪循環に陥る。最近のアンケート結果[4]によると，救命救急センターの長期入院症例（31日以上）では，外傷，脳血管障害が多くを占めるという。外傷症例については本解析結果により，ICUから一般病棟を経ずに直接退院する症例が一般病棟に転床後退院する症例の2倍近くあり，また他院転

第4章　研究成果

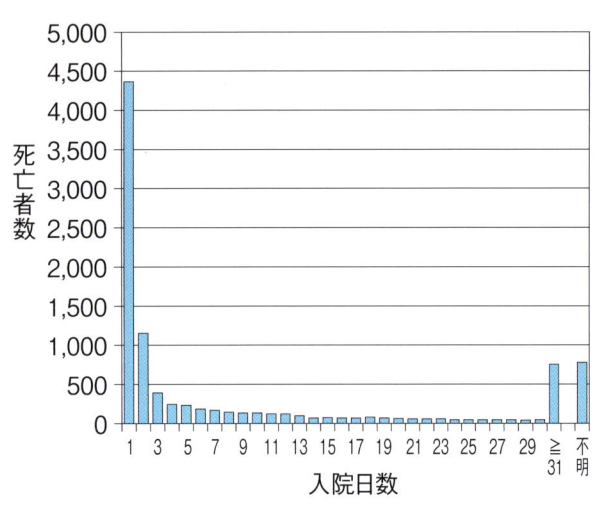

図Ⅳ-10　死亡症例における入院日数

院の症例についても，ICUから直接転院する症例が一般病棟転床を経てから転院する症例の倍近くに上ることが判明した．しかもそれぞれのICU滞在日数は2倍以上となっている．RTS，ISSから見た重症度にはそれほど差はなく，主たる受傷部位にも差がないところからすると，一般病棟への転床や転院が速やかに進まないためにICUを占有している可能性が示唆される．一般に「救命センターの出口問題」といわれている早期の転院・転床・退院調整を充実させることが救命救急センターのキャパシティ向上に対して最も即効性があるのかもしれない．

救命救急センターの多くが算定している救命救急入院料は救命救急入院料1，救命救急入院料2とも，重篤な状態が継続していても14日以内しか算定できない[5]．実際には表Ⅳ-11に示したとおり，多くの症例で大幅に15日以上のICU入院を実施せざるを得ず，特にICUから一般病棟に転床できない症例で症例数，ICU滞在日数ともに顕著になっている．

2010年度より，救急搬送患者地域連携紹介加算が算定されるようになった．2010年以降の症例について，ICUからの直接転院を誘導する可能性が考えられる．年ごとにICUからの直接転院例の割合を検討したが，おおむね9.5～11.8％で推移し，2010年は10.1％で，目立った差は認められなかった．2012年度よりさらにこの加算が充実されたため，今後の推移を見守りたいところである．

重症度と入院日数の関係からみると，重症度と入院日数はよく相関し，ISS＝15ではすでにICU滞在日数は14日を超えることが予測される．ICU管理が必ずしも必要でない状態にもかかわらずICUに滞在せざるを得ない場合には，出口の問題ということになる．14日を超えてなお集中治療を要する場合には救命救急入院料に準じた適切な加算が図られるべきである．ただし，その場合には集中治療を要する理由等の記録が必要であろうと考える．

本研究ではJTDBの入院日数データを中心に，昨今の社会的な問題を踏まえた医療リソースの消費に関する解析の可能性を探った．JTDBデータの解析は，現行の診療報酬の改定やDPCデータとの突合と解析など社会的な面からみた研究にも大いに活用される可能性がある．

5　結　語

JTDBの多数症例データにより，①外傷患者では，ICU滞在が15日以上の長期にわたる症例が多数存在し，②そのうち一般病棟に転床できない症例で特にICU滞在が長く，救急医療における医療リソースを消費していたことが判明した．

重症度の高い症例でICU滞在症例が長くならざるを得ない実態もあり，救命救急センターの出口問題の改善あるいは救命救急入院料加算期間に関する改定が望まれる．

文　献

1) 木村昭夫：我が国における鈍的外傷患者の生存予測ロジスティック回帰式の検討　第二報．日本外傷学会雑誌　2010；24：321-6.
2) 濃沼信夫：診療報酬からみた医療施設の機能分化．病院　1996；55：846-50.
3) 島崎修次：東京ルールについて．日本病院会雑誌　2011；58：576-8.
4) 島崎淳也，田崎修，塩崎忠彦，他：救命救急センターの現況―全国救命救急センター入室症例予後調査・10万例の検討．日本救急医学会雑誌　2011；22：793-802.
5) 社会保険研究所：第1章　基本診療料　第3節　特定入院料．医科点数表の解釈―平成22年4月版．社会保険研究所，東京，2010，pp135-72.

（織田　順）

9 日本外傷データバンクのデータ欠損の特徴とその改善策

1 背景

　日本外傷データバンク（JTDB）は外傷研究の促進を目的にした本邦初の外傷データベースである[1]。JTDBは2004年からデータの蓄積を本格的に開始し，2012年までに約10万件以上の外傷患者データを蓄積している。しかしながらJTDB開始から現在までに年次報告は毎年行われているものの，データの質の調査は定期的に実施されていなかった。データの質を調査し，それを改善していく取り組みは，JTDBをより質の高いデータベースにするために必要不可欠な作業である。そこで重要項目のデータ欠損の調査を行い[2]，その調査結果をJTDB参加施設に報告した。同時に欠損データの入力を各施設に依頼した。本節ではこれらのデータ欠損に関する一連の調査について報告する。

2 データ欠損の調査

1）対象と方法

　2004～2008年にJTDBに登録された全症例（n＝29,562）を対象に，生命予後予測式に必要な項目の欠損率を調査した。これは，JTDBのデータ項目が200を超え，すべての項目を調査することは非現実的であり，また予後の予測は20年以上前から継続して研究されている重要な課題だからである[3]。外傷患者の予後予測式を作成するのに必要な項目は，TRISS法による回帰式作成に必要な項目とした[3]。すなわち，転帰，年齢，ISS[4]，RTS[5]，外傷の種類（例：鈍的，鋭的），搬送経路（例：直送，転送）の6項目と，RTSが欠損する原因を明らかにするために来院時の血圧，呼吸数，GCSの3項目，合計9項目の欠損率を調査した[6]。各項目において「未入力」「不明」「データなし」をデータ欠損と判断した。またTRISSの計算に必要な項目（年齢，ISS，血圧，呼吸数，GCS，外傷の種類，搬送経路）とその回帰に必要な項目（前述の7項目と転帰）がすべて登録されている症例数も調査した。

2）転帰の欠損群と非欠損群の比較

　転帰の欠損群は予後予測式作成の際に除外されるため，除外された群と除外されなかった群に差があれば，予後予測式は選択バイアスがあると考えられる。その差を明らかにするために予後予測式を作成するのに必要な項目，ISS，RTS，年齢，外傷の種類，搬送経路を比較した。

3）結果

　各調査項目のデータ欠損率を表Ⅳ-12に示す。欠損の程度がわかりやすいように米国のNTDB ver. 7.1の欠損率も併記した[7]。最も欠損率が高いのは転帰で28.2％であった。その他の項目の欠損率は高い順に呼吸数（16.8％），GCS（13.2％），血圧（9.2％），ISS（9.1％），搬送経路（9.1％）であった。最も欠損率の低い項目は年齢で0.3％であった。TRISSの計算に必要な項目（転帰以外の変数）がすべて登録されている症例は21,651例（73.2％）であった。TRISSの回帰に必要な項目がすべて登録されている症例は17,205例（58.2％）であった。

　転帰の欠損群と非欠損群のISS，RTS，年齢の平均と，搬送経路，外傷の種類の割合を表Ⅳ-13に示す。すべての項目に統計学的に有意な差があった。ISSは2.2，RTSは0.2，鈍的外傷の比率は3.6％程度の臨床的に小さな差であったが，年齢は約24年，直接搬送比率は20％と臨床的に有意な差があった。

4）考察

　JTDBのデータ欠損で特徴的なことは，転帰の欠損率が28.2％と非常に高いことである。この値は米国のNTDBの転帰の欠損率の0.5％と比べて際立って高い。102のJTDB参加施設のうち，転帰の欠損率がNTDBの転帰の欠損率（0.5％）より低かったのは15施設だけであった。

　JTDBの転帰の欠損率がNTDBに比べて高い原因は，日本と米国の外傷登録を取り巻く環境の違いにあると考えられる。つまり米国には外傷登録を専門

表IV-12 予後予測式作成に必要な項目のデータ欠損数（率）

	JTDB (n=29,562) n（％）	NTDB (n=1,072,033) n（％）
転帰	8,334（28.2）	4,785（0.5）
ISS	2,690（9.1）	15,708（1.5）
RTS	6,066（20.5）	202,214（18.9）
収縮期血圧	2,715（9.2）	NR
呼吸数	4,952（16.8）	NR
GCS	3,908（13.2）	NR
年齢	93（0.3）	53,419（5.0）
外傷種別（例：鈍的，鋭的）	1,138（3.8）	0
搬送経路（例：現場から直送，転院）	2,677（9.1）	NR
予測生存率算出可能症例数	21,651（73.2）	822,266（76.7）
予後予測式作成に必要な項目すべてがある症例数	17,205（58.2）	NR

GCS: Glasgow Coma Scale, ISS: Injury Severity Score, JTDB: Japan Trauma Data Bank, NR: 報告なし，NTDB: National Trauma Data Bank, RTS: Revised Trauma Score

に行う人材を育てる教育プログラムや[8),9)]，外傷登録に特化したコンピュータアプリケーションが存在するが，本邦にはこれらが存在しない。またNTDBでは27の項目についてデータの整合性，欠損値の有無を検査し，不完全なデータがあるとユーザーにその情報を還元している[10)]。このようなデータ登録を取り巻く環境の差が欠損率の差に表れていると考えられる。

転帰を含むJTDBのデータを解析する際，その解析結果の解釈には注意が必要である。転帰の欠損群と非欠損群は臨床的に有意に異なり，欠損群を除外したデータは選択バイアスが大きい。特に転帰の非欠損群の平均年齢は欠損群より若い。そのため，欠損群を除外して作成した予後予測式を平均年齢の高い除外前の群に応用した場合，予測式の適合度（calibration）が悪くなることがある[11),12)]。つまり転帰の欠損群を除外して作成された予後予測式の性能は過大評価されている可能性が高いので，その解釈には注意を要する。

5）まとめ

JTDBの転帰欠損率はNTDBと比較して高い。そのため，JTDBのデータを用いた研究をするときは選択バイアスがあることを考慮すべきである。またデータ欠損率を改善することがJTDBのデータの質の改善には不可欠である。

表IV-13 転帰非欠損群と欠損群の比較

	転帰	平均（％）	p値
ISS	非欠損	17.3	<0.0001
	欠損	15.1	
RTS	非欠損	6.68	<0.0001
	欠損	6.90	
年齢	非欠損	51.2	<0.0001
	欠損	74.8	
現場から直接搬送	非欠損	81.1	<0.0001
	欠損	61.0	
鈍的	非欠損	87.9	<0.0001
	欠損	84.3	

ISS: Injury Severity Score, RTS: Revised Trauma Score

3　データ欠損率改善の試み

1）背景

前述の調査によりJTDBのデータ欠損が多いことが判明した[2)]。そこでデータ欠損率の改善を目的に，データ欠損症例の一覧を各JTDB参加施設に報告し，その入力を依頼した。

2）対象と方法

2004～2010年に登録された69,063例（143施設）を対象にした。対象症例から予後予測式の作成に必要な7項目にデータ欠損のある症例を抽出した。

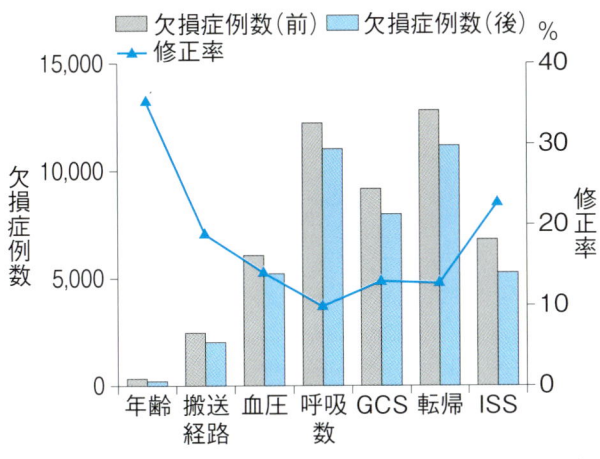

図Ⅳ-11 予後予測式作成に必要な項目のデータ欠損症例数と修正率

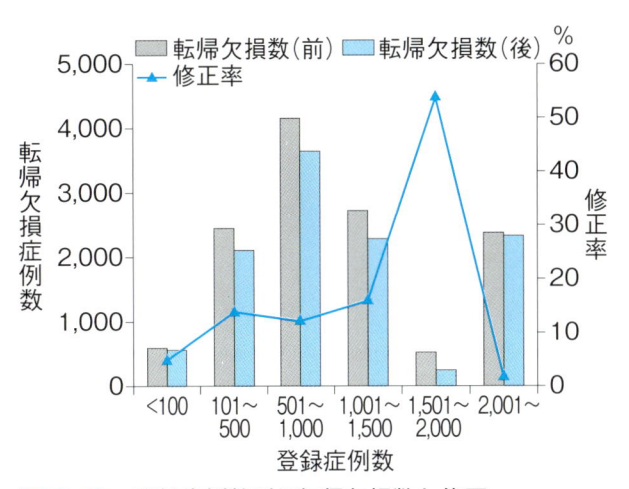

図Ⅳ-12 登録症例数別の転帰欠損数と修正
各施設の総登録症例数を階層化した．各階層の転帰欠損症例数を棒グラフで，転帰欠損症例の修正率を折れ線グラフで示した．

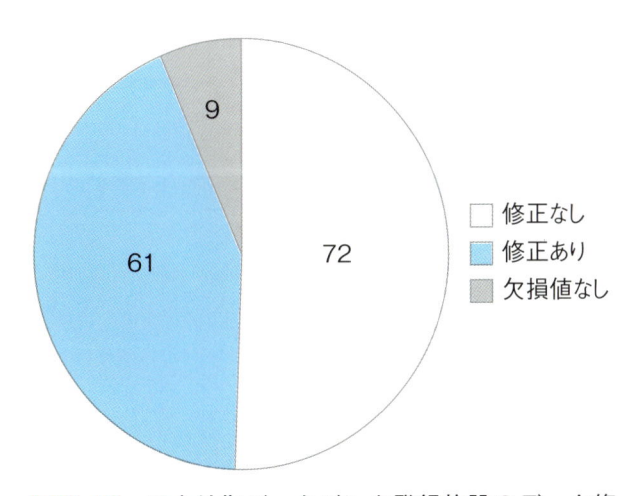

図Ⅳ-13 日本外傷データバンク登録施設のデータ修正実施状況

2011年8月にJTDB参加施設ごとにデータ欠損のある症例を報告し，それらの追加・修正を依頼した．その後2012年1月に再度調査を行い，データ欠損数，データ修正率を調査した．

3）結　果

　欠損数が最も多かったのは前回調査と同様に転帰で12,832例（18.6%）であった（図Ⅳ-11）．修正依頼後の欠損数は11,189例（16.2%）で修正率は13%であった．この修正率は全調査項目のなかで2番目に低かった．年齢のデータ欠損が最も少なく，その修正率は35%で最も高かった．その他すべての調査項目がデータ修正依頼後に有意に減少した．各施設を登録症例数で分類し転帰の欠損数と修正率を調査したところ，登録症例数が1,501～2,000の施設の転帰欠損症例数が最も少なく，かつ修正率が最も高かった（54%）（図Ⅳ-12）．しかしデータ登録数が2,000を超える5施設は全症例数の18%，全転帰欠損症例数の10%を占めるにもかかわらず，転帰欠損の修正率は2%で最低であった．JTDB登録施設のデータ修正実施状況を図Ⅳ-13に示す．半数以上の施設（72施設）がデータ修正を実施していなかった．

4）考　察

　JTDBの参加施設に対して欠損値のある症例の報告を行った．その結果，欠損値のある症例数は欠損値報告後に有意に減少した．しかし，半数以上の施設がデータ修正を行っていなかったり，登録症例数の多い施設の修正率が低いことが判明した．これでは今回のデータ追加・修正依頼の効果は十分とはいえない．

　データ修正が十分に行われなかった原因は明らかではない．考えられる原因として，症例登録責任者がデータ修正の要請を認知していなかったり，データ登録を行う人員の不足や多忙が一因であろう．よってすべての施設がデータの修正を行うように，データ登録責任者を明確にすること，修正を行っていない場合は責任者に繰り返し修正を要請すること，データ登録者の確保や養成が必要であると考えられる．

　さらに今後，データ欠損率を改善するためにJTDBの運用者は，登録施設に対する欠損値の報告を継続すること，欠損値の報告を年に数回行い修正を促すこと，各施設のデータ登録責任者を明確にし

て，欠損値の報告を確実に伝達できるようにすること，特に欠損値が多い施設に対して個別にデータ修正を依頼することが必要と考えられた。

5）まとめ

欠損値のある症例の報告により，欠損値のある症例数を低下させた。しかし欠損率の改善は十分とはいえず，さらなる対策が必要である。

重要な用語

予後予測式
年齢，重症度などの因子から患者の予測生存（死亡）率を算出する数式。外傷治療の質の評価などに用いられる。

National Trauma Data Bank (NTDB)
米国外科学会が運営する外傷データベース。世界最多の症例が登録されている。

選択バイアス
目的とする対象を選び出すときに生じる統計学的な誤り。

文 献

1) 小関一英，益子邦洋，坂本哲也，他：Trauma Registry 検討委員会活動と今後の展望．日本外傷学会雑誌 2004；18：394-9.
2) 東平日出夫，松岡哲也，渡部広明，他：日本外傷データバンクにおけるデータ欠損の特徴．日本救急医学会雑誌 2011；22：147-55.
3) Boyd CR, Tolson MA, Copes WS: Evaluating trauma care: the TRISS method. Trauma Score and the Injury Severity Score. J Trauma 1987; 27: 370-8.
4) Baker SP, O'Neill B, Haddon W Jr, et al.: The injury severity score: a method for describing patients with multiple injuries and evaluating emergency care. J Trauma 1974; 14: 187-96.
5) Champion HR, Sacco WJ, Copes WS, et al.: A revision of the Trauma Score. J Trauma 1989; 29: 623-9.
6) Lane PL, Doig G, Mikrogianakis A, et al.: An evaluation of Ontario trauma outcomes and the development of regional norms for Trauma and Injury Severity Score (TRISS) analysis. J Trauma 1996; 41: 731-4.
7) Schluter PJ, Nathens A, Neal ML, et al.: Trauma and Injury Severity Score (TRISS) coefficients 2009 revision. J Trauma 2010; 68: 761-70.
8) Petrovick L: Achieving a quality trauma database. J trauma nurs 2004; 11: 122-5.
9) Auerbach S: Trauma registrar training: integrating registry functions into the trauma program - Part I. J Trauma Nurs 1999; 6: 51-5.
10) National Trauma Data Bank NTDB Research Data Set v. 7.2 User Manual. Chicago, 2008 [updated 2008; cited]. http://www.facs.org/trauma/ntdb/usermanual72.pdf.
11) Champion HR, Copes WS, Sacco WJ, et al.: The Major Trauma Outcome Study: establishing national norms for trauma care. J Trauma 1990; 30: 1356-65.
12) Hannan EL, Mendeloff J, Farrell LS, et al.: Validation of TRISS and ASCOT using a non-MTOS trauma registry. J Trauma 1995; 38: 83-8.

（東平日出夫）

Appendix 1
日本外傷データバンク運用規則・運用細則

日本外傷データバンク運用規則

第1章　目　的

第1条
日本外傷データバンクとは，わが国の外傷診療におけるプロセスとアウトカムの情報を収集分析し，共有する学術的症例登録システムである。外傷診療に携わる全ての医療施設が，日本外傷データバンクに参加しその情報を活用することにより，外傷診療の質の向上を図ることを目的とする。

第2章　総　則

第2条
日本外傷データバンクは，一般社団法人日本救急医学会と一般社団法人日本外傷学会の監督のもと，特定非営利活動法人日本外傷診療研究機構（以下，JTCR）が運営する。

第3条
患者情報の守秘義務は登録参加施設にあり，登録された患者の個人情報の保護のために本データバンクは匿名化したデータを使用する。

第4条
日本外傷データバンクへの登録参加施設は日本外傷データバンクの情報を利用できる。

第3章　参加施設

第5条
外傷診療に携わる全ての医療施設は日本外傷データバンクに参加できる。

第6条
参加を希望する医療施設はJTCRあてに参加登録を申請しなければならない。

第7条
参加医療施設は症例登録に関する責任者をおかなければならない。

第8条
参加施設はJTCRの団体会員であることを原則とする。

第4章　データの活用

第9条
データの活用は別途に定められた運用細則に従う。

第5章　規則の改定

第10条
本運用規則の改定はJTCRが行う。

附則

本規則は平成15年11月18日より発効する。
本規則は平成20年3月18日に改訂された。
本規則は平成22年10月21日に再改訂された。

Appendix

日本外傷データバンク運用細則

第1章　症例登録者の設置

第1条
各登録参加施設の登録責任者は，日本外傷データバンクの患者情報を管理するために症例登録者を置くことができる。

第2条
登録責任者は，症例登録者に対して管理・監督責任を負わなければならない。

第2章　登録情報の活用

第3条
活用の目的は，外傷に関する学術的な研究であることを原則とする。

第4条
登録参加施設は，インターネットを経由して閲覧可能な統計情報（以下，閲覧情報という）を前項の目的で自由に利用することができる。ただし，統計情報の管理については，その使用者が責務を負い，統計情報の公表にあたり「日本外傷データバンク」が出典であることを明示しなければならない。

第5条
閲覧情報以外の登録情報の活用を希望する研究者は，指定の書式を用いて申請書を作成し，特定非営利活動法人日本外傷診療研究機構（以下，JTCR）に提出する。ただし，過去2年間に適切な登録の実績を持つJTCRの団体会員である登録参加施設については，申請手続きを免除する。

第6条
前項の申請があった場合には，JTCRは，以下の基準により申請内容を審査し，適当と認められる場合には登録情報の活用を許可する。
① 研究が外傷の予防，診断，治療を目的としている。
② 研究の公益性が高い
③ 本バンク利用の必要性と非代替性が高い
④ 提供による個人または第三者の権利侵害がない

第7条
申請書の審査は，原則として年に2回行われる。

第8条
登録情報の活用を許可された研究者は，承認された目的，方法以外に登録情報を利用してはならない。また第三者に登録情報を譲渡・貸与・閲覧させてはならない。

第9条
登録情報の活用を許可された研究者は，登録情報の管理に関する誓約書をJTCRに提出する。

第10条
登録情報をもとにした研究は，申請時の研究デザインに沿ったものに限られ，それ以外の使用を禁ずる。

第11条
登録情報の活用を許可された研究者は，承認を受けた範囲及び項目についてのみコンピューター出力帳票または磁気・光学媒体などにより提供を受けるものとする。

第11条
登録情報の提供を受けた研究者は，JTCRに登録情報受領書を提出する。

第12条
登録情報の活用期間は，登録情報の受領より2年間とする。

第13条
活用期間が終了したとき，または利用期間内であっても研究目的が完了したときには，複製された登録情報の全てを消去し，提供されたコンピューター出力帳票または磁気・光学媒体などをJTCRに返却し，登録情報返却消去報告書をJTCRに提出しなければならない。

第3章　研究結果の公表

第14条
登録情報を活用する研究者は，研究の公表に際して，「日本外傷データバンク」が出典であることを明示しなければならない。研究結果に関する考察，意見等がその研究者の個人的見解の場合は，一般社団法人日本救急医学会（以下JAAM），一般社団法人日本外傷学会（以下JAST）およびJTCRの公的見解ではないことを，明示しなければならない。

第15条
研究者は，研究結果を原則として日本救急医学会雑

誌または日本外傷学会雑誌に投稿しなければならない。

第16条
研究者が，研究結果を第3章第2項以外の雑誌に投稿した場合には，掲載後にJTCRへの届出を必要とする。

第4章　提供された登録情報の管理

第17条
提供された登録情報の管理責任は，登録情報を活用する研究者にある。

第18条
JTCRは，必要に応じて提供した資料の保管状況等について立入検査し，または報告を受けることが出来る。

第19条
登録情報を活用する研究者は，前項の検査・報告に協力しなければならない。

第20条
提供された登録情報の管理に違反があった研究者は，速やかに複製された登録情報の全てを消去し，提供されたコンピューター出力帳票または磁気・光学媒体などをJTCRに返却し，登録情報返却消去報告書をJTCRに提出しなければならない。

第5章　不服申し立て

第21条
審査結果や提供された登録情報の返還請求に対し不服のある者は，JTCRに不服申し立てをすることができる。

第22条
JTCRは，前項の申し立てを受けた場合，審査結果や提供した登録情報の返還請求について再審査する。

第6章　手数料

第23条
JTCRは，登録情報の活用の許可にあたり，申請した研究者に対して，手数料を請求できる。ただし，過去2年間に適切な登録の実績を持つJTCRの団体会員である登録参加施設については，手数料を免除する。

第24条
手数料は日本外傷データバンクの運用にあてる。

第25条
手数料はJTCRが設定する。

第26条
JAAM，JASTもしくはJTCRが委託した研究については，手数料を免除することができる。

第7章　細則の変更

第27条
本運用細則の改正は，JTCRが行う。

附則

本細則は，平成17年9月1日より発効する。
本細則は，平成20年3月18日に改訂された。
本細則は，平成22年10月21日に再改訂された。

Appendix 2
データ項目一覧

1 全データ項目

	I. 患者初期情報		IV. 来院時病態		VI. 診断名と損傷重症度
◎	病院IDおよびパスワード	◎	収縮期血圧	◎	頭頸部損傷形態（AIS）
◎	年齢	▲	拡張期血圧	＊	頭頸部AIS-90スコア
◎	性別	◎	呼吸数	◎	顔面損傷形態（AIS）
▲	患者ID	◎	心拍数	＊	顔面AIS-90スコア
◎	受傷年月日	◎	体温（℃）	◎	胸部損傷形態（AIS）
◎	受傷時刻	◎	体温測定部位	＊	胸部AIS-90スコア
◎	受傷原因	◎	GCS-E	◎	腹部損傷形態（AIS）
◎	外傷分類	◎	GCS-V	＊	腹部AIS-90スコア
◎	受傷機転	◎	GCS-M	◎	四肢骨盤損傷形態（AIS）
	II. 病院前情報	＊	GCS（合計）	＊	四肢骨盤AIS-90スコア
◎	搬送経路	◎	JCS	◎	体表損傷形態（AIS）
◎	搬送手段	＊	RTS	＊	体表AIS-90スコア
▲	消防機関名	◎	受傷前飲酒	＊	ISS
◎	覚知時刻	▲	血中アルコール濃度	＊	TRISS Ps値
◎	現着時刻	◎	既往症	▲	日本外傷学会損傷分類
▲	傷病者接触時刻		V. 初療時の検査と処置	▲	頭部外傷ではTCDB分類
◎	現発時刻	▲	医師診察開始時間	◎	合併症
◎	病院着時刻	◎	腹部US（FAST）		VII. 入院退院情報
＊	搬送時間	◎	CTスキャン	◎	入院日
◎	救急救命士同乗	▲	CT施行時刻	◎	初期治療後入院病棟
▲	病院前処置	◎	緊急血管造影	◎	入院後診療科
◎	現場血圧	▲	血管造影開始時刻	▲	人工呼吸管理日数
◎	現場脈拍数	◎	緊急救命処置	▲	ICU在室日数
◎	現場呼吸数	◎	初期24時間輸血総量	◎	救急部門退出日（転科日）
◎	現場JCS	▲	輸血開始時刻	＊	救急部門管理日数
	III. 転送情報	◎	初回手術（TAEを含む）	◎	退院日
▲	初期消防機関名	◎	初回手術日	◎	退院後転出先
○	転送元病院分類	▲	初回手術室入室時刻	▲	退院時機能的自立度
○	転送理由	＊	手術開始までの時間	＊	入院日数
○	転送元病院収容日	◎	手術適応	▲	死亡時刻
○	転送元病院収容時刻	◎	手術内容	▲	剖検
○	転送元病院出発日	◎	48時間以内の再手術		
＊	受傷〜入室までの時間				
○	経由病院数				

◎入力必須項目，○該当時必須，▲オプション，＊自動計算項目

2 受傷機転：選択肢一覧

外傷分類	大分類	小分類
鈍的	交通事故	四輪車両運転者
		四輪車助手席同乗
		四輪車後部座席同乗
		自動二輪車運転者
		自動二輪車同乗者
		自動車走行中
		歩行者
		その他の車両乗車中
	墜落，転落	墜落（高所から）
		転落（階段等）
		転倒
	機械による外傷	回転体機械
		プレス機
		その他
	落下物，爆発物等	落下物，飛来物
		爆発
		重量物による挟圧
		家屋倒壊，土砂崩れ等
	鉄道関連	電車に轢過，接触等
	スポーツ中の事故	
	その他の機転による鈍的損傷	
鋭的	刺創，切開	
	銃創	
	杙創（刺杭創）	
	その他の機転による鋭的損傷	
熱傷	熱傷	火炎
		熱湯
		爆発
		化学物質
		その他

3 既往症：選択肢一覧

分類	小分類
循環器疾患	虚血性心疾患
	心不全
	高血圧
	その他
呼吸器疾患	気管支喘息
	COPD
	その他慢性肺疾患
消化器疾患	肝硬変
	慢性肝炎
	消化性潰瘍
	炎症性腸疾患
	その他
代謝性疾患	糖尿病
	高度肥満
	その他
中枢性・精神疾患	脳血管障害（片麻痺等）
	精神疾患
	痴呆，精神発達遅滞
	その他
免疫不全，癌など	HIV・AIDS
	悪性腫瘍治療中
	血液疾患治療中
	慢性腎不全，血液透析中
	ステロイド療法中
	免疫抑制剤療法中
	血液凝固抑制剤療法中
	妊娠中
既往疾患なし	

4　緊急救命処置：選択肢一覧

	処置
呼吸	経口的気管内挿管
	経鼻的気管内挿管
	輪状甲状靱帯穿刺または切開
	補助呼吸・人工呼吸
循環	閉胸心マッサージ
	開胸心マッサージ
	胸大動脈遮断
	経皮的大動脈遮断バルーン
	胸腔穿刺
	胸腔ドレナージ
	心嚢穿刺
	心膜開窓術
	ショックパンツ装着
	ターニケット装着
	救急室穿頭
	TAE
	中心静脈ルート確保
	緊急輸血（24時間以内）
	昇圧剤・カテコラミン投与
その他	頸椎牽引（観血的）
	骨折の牽引
	骨折の創外固定
	その他
該当なし	施行せず

Appendix 3
研究業績一覧

【英文誌】

＜ Original article ＞

1) Tohira H, Jacobs I, Mountain D, et al.: International comparison of regional trauma registries. Injury 2012; 43: 1924-30.
2) Kimura A, Nakahara S, Chadbunchachai W: The development of simple survival prediction models for blunt trauma victims treated at Asian emergency centers. Scand J Trauma, Resusc Emerg Med 2012; 20: 9.
3) Kimura A, Chadbunchachai W, Nakahara S: Modification of the Trauma and Injury Severity Score (TRISS) method provides better survival prediction in Asian blunt trauma victims. World J Surg 2012; 36: 813-8.
4) Tohira H, Jacobs I, Matsuoka T, et al.: Impact of the version of the abbreviated injury scale on injury severity characterization and quality assessment of trauma care. J Trauma 2011; 71: 56-62.
5) Ono K, Tateishi K, Iwata M, et al.: In-depth analysis by using the new Advanced and Integrated Traffic Accident Database linked to Permanent Disability and Trauma Registry Data in Japan. 2011 International Research Council on Biomechanics of Injury Conference; 2011; Krakow, Poland, 2011, pp100-12.
6) Nakahara S, Ichikawa M, Kimura A: Simplified alternative to the TRISS method for resource-constrained settings. World J Surg 2011; 35: 512-9.
7) Kondo Y, Abe T, Kohshi K, et al.: Revised trauma scoring system to predict in-hospital mortality in the emergency department: Glasgow Coma Scale, Age, and Systolic Blood Pressure score. Crit Care 2011; 15: R191.
8) Shoko T, Shiraishi A, Kaji M, et al.: Effect of pre-existing medical conditions on in-hospital mortality: analysis of 20, 257 trauma patients in Japan. J Am Coll Surg 2010; 211: 338-46.
9) Nakahara S, Jayatilleke AU, Ichikawa M, et al.: Feasibility of standardized injury surveillance and reporting: a comparison of data from four Asian nations. Inj Prev 2008; 14: 106-12

＜ Proceeding ＞

1) Fujita T, Uchida Y, Sakamoto T: Clinical prediction scores for taking a whole-body computed tomography. Acad Emerg Med 2012; 19: 740.
2) Kimura A, Inagaki T, Nakao S: Whole body CT is associated with increased survival in blunt trauma patients in Japan. Acad Emerg Med 2012; 19: 734-5.
3) Aoki N, editor. Current and next challenges in JTDB toward quality improvement. International Trauma Databank Symposium; 2011 Aug 28; Tokyo, Japan.
4) Oda J, Yukioka T, Ohta S: Characteristics of blunt trauma patients performed decompressive laparotomy in Japan from the Japan Trauma Data Bank. Am Surg 2011; 77: S106.
5) Shiraishi A, Kaji M, Mizusawa H, et al.: Characteristics of trauma in patients with prior stroke: An analysis of 20257 trauma patients in Japan. Stroke 2010; 41: e389.
6) Tohira H, Jacobs I, Mountain D, et al.: A modified mapping table for the Abbreviated Injury Scale 2005 Updated in 2008 (AIS 2008) made better use of the existing injury data than the original table. Emerg Med Australas 2010; 23: 36.
7) Tohira H, Jacobs I, Matsuoka T, et al.: The Impact of the Version of the Abbreviated Injury Scale on injury severity characterization and quality assessment of trauma care. The 69th American Association for the Surgery of Trauma Annual Meeting; 2010 21-25 September; Marriott Copley Place, Boston, MA, USA.
8) Aoki N, ed.: Five years of JTDB. Evaluation of the Interactive Web-Based Trauma registry in terms of Quality Indicators Feedback. American College of Surgeons National Trauma Data Bank and the RACS Trauma Registries sub-committee; 2009 Sep 6, 2009; Adelaide, Australlia.
9) Saito D, Sakamoto T, Yokota J, et al.: Introduction of Japan Trauma Data Bank. J Anesth 2008; 22: Y04.
10) Aoki N, Ohta S, Tohira H, et al.: Four years of the Japan Trauma Data Bank (JTDB): Evaluation of the interactive web-based trauma registry in terms of quality indicators feedback. The 67th Meeting of the American Association for the Surgery of Trauma; 2008 September 24 - 27, 2008; Maui, HI.
11) Jayatilleke AU, Marasinghe CA, Nakahara S, et al.: A Global Prototype for Traffic Injury Surveillance System. Information Technology Applications in Biomedicine, 2007. ITAB 2007. 6th International Special Topic Conference on; 2007 8-11 Nov. 2007.

＜ Invited Speech ＞

1) Aoki N: Japan Trauma Data Bank as a tool for quality improvement in trauma Care. Korean Society for Surgical Trauma; 2006 June 2, 2006; Seoul, Korea.
2) Aoki N: Japan Trauma Data Bank. Korean Society for

Appendix

Surgical Trauma; 2005 June 11, 2005; Seoul, Korea.

【和文誌】
＜原著論文＞

1) 木村昭夫：昏睡の鈍的外傷患者に対する全身CTは死亡の減少と関連する．日本外傷学会雑誌　2013；27：9-13．
2) 岩田健司：意識消失による自動車事故症例の検討．Prog Med　2012；32：2271-4．
3) 田中啓司，三宅康史，奈良大，他：交通事故類型別にみた損傷部位と重症度の特徴―日本外傷データバンク2004-2008による検討．日本外傷学会雑誌　2012；26：9-18．
4) 東平日出夫，日本外傷学会トラウマレジストリー検討委員会：各国の外傷登録制度の比較．日本外傷学会雑誌　2012；26：28-35．
5) 本村友一，益子邦洋，横田裕行，他：自動四輪車乗員の頭部外傷受傷率における乗車位置間比較検討．日本外傷学会雑誌　2012；26：325-9．
6) 織田順，日本外傷学会トラウマレジストリー検討委員会：日本外傷データバンクによる入院日数を軸とした医療リソース消費の解析．日本外傷学会雑誌　2012；26：403-8．
7) 石垣司，阪本雄一郎，本村陽一，他：鈍的外傷患者の転帰予測式（TRISS法）における血圧値の影響：日本と北米の傾向．日本救急医学会雑誌　2012；23：825-33．
8) 富永茂，西本哲也，本村友一：外傷データとミクロ事故調査による重症胸腹部外傷の実態解析．自動車技術会論文集　2012；43：269-74．
9) 東平日出夫，松岡哲也，渡部広明，他：日本外傷データバンクにおけるデータ欠損の特徴．日本救急医学会雑誌　2011；22：147-55．
10) 阪本雄一郎，石垣司，本村陽一，他：【肝損傷に対するNon-operative management】肝損傷の治療戦略―施設間格差の問題点をふまえて．日本腹部救急医学会雑誌　2011；31：643-6．
11) 望月康廣，西本哲也，富永茂，他：日本外傷データバンクを用いた交通傷害の詳細解析．自動車技術会論文集　2011；42：1211-6．
12) 木村昭夫：我が国における鈍的外傷患者の生存予測ロジスティック回帰式の検討―日本外傷データバンクの解析から．日本外傷学会雑誌　2010；24：15-20．
13) 木村昭夫：我が国における鈍的外傷患者の生存予測ロジスティック回帰式の検討　第二報．日本外傷学会雑誌　2010；24：321-6．
14) 阪本雄一郎，益子邦洋，松本尚，他：Japan Trauma Data Bank（JTDB）のデータからみた外傷症例におけるドクターヘリ搬送の有用性についての検討．日本臨床救急医学会雑誌　2010；13：356-60．
15) 富永茂，西本哲也，阪本雄一郎，他：日本外傷データバンク解析による交通外傷における日本人版予測生存率モデル．自動車技術会学術講演会前刷集　2010；10：1-6．
16) 富永茂，西本哲也，阪本雄一郎，他：交通外傷における日本人版予測生存率モデルの算出とその特徴解析．自動車技術会論文集　2010；41：1237-42．
17) 奈良大，田中幸太郎，大内正俊，他：交通事故における受傷機転の違いによる外傷形態の特徴とその重症度―日本外傷データバンク（JTDB）を用いた検討から．交通科学研究資料　2009；50：98-101．
18) 阪本雄一郎，益子邦洋，本村陽一，他：Japan Trauma Data Bankにおける新たなRTS・TRISS係数および病院前の転帰影響因子．日本外傷学会雑誌　2009；23：143．
19) 田中幸太郎，三宅康史，奈良大，他：現場での生理学的評価に異常のなかった交通外傷患者の搬送先選定について―Japan Trauma Data Bank（JTDB）を用いた検討．日本外傷学会雑誌　2009；23：263-9．
20) 川妻由和，粟国克己，上原英旦：中頭病院における救急外傷診療の質の検討．沖縄医学会雑誌　2009；47：14-7．
21) 上山裕二，宮城亮，川下陽一郎，他：徳島県西部における外傷の特徴と問題点―日本外傷登録データバンク（JTDB）集積結果より．へき地・離島救急医療研究会誌　2008；9：70-4．
22) 上山裕二，川下陽一郎，吉岡伸治，他：山間部新型救命救急センターにおける外傷の特徴と問題点―外傷登録JTDB集積結果より．日本外傷学会雑誌　2008；22：307-14．
23) 林宗貴，有賀徹，明石勝也，他：救急医療における診療の質の評価手法に関する研究．病院管理　2007；44：19-30．
24) 阪本雄一郎，益子邦洋：リアルワールドを知る＜Ⅲ．交通事故＞　救急医療の現場からみた交通事故による傷害実態の変化．自動車技術　2007；61：73-7．
25) 内藤宏道，長江正晴，笠井慎也，他：当院における外傷症例の分析―日本外傷データバンク事業への参加．津山中央病院医学雑誌　2006；20：27-31．
26) 市川政雄，中原慎二，若井晋：救命救急センター・大学病院救急部における外傷登録の現状．日本救急医学会雑誌　2005；16：149-56．
27) 市川政雄，中原慎二，若井晋：日本外傷データバンク（JTDB）参加に関連する要因の検討．日本救急医学会雑誌　2005；16：552-6．

＜学会等発表抄録＞

1) 青木則明：JTDBデータを活用した外傷医療の質向上に向けて．日本外傷学会雑誌　2012；26：165．
2) 西村奈穂，六車崇，伊藤友弥，他：小児頭部外傷例に対する病院前救護の実態―日本外傷データバンク（JTDB）の解析．日本小児救急医学会雑誌　2012；11：253．
3) 藤田尚，内田靖之，角山泰一郎，他：Acute Care Surgeonに必要な知識と手術手技　日本外傷データバンクから見た避けられた外傷死837例に学ぶ．日本外科学会雑誌　2012；113：121．
4) 藤田尚，内田靖之，角山泰一郎，他：日本外傷データバンクから見た避けられた外傷死837例に学ぶ．日本外科学会雑誌　2012；113：121．
5) 田中啓司，三宅康史，樫村洋次郎，他：日本外傷データバンク2004-2008のAIS codeからみた四輪運転手に

おける重症損傷の特徴．日本外傷学会雑誌　2012；26：186．
6) 田中啓司，三宅康史，奈良大，他：交通事故類型別にみた損傷部位と重症度の特徴―日本外傷データバンク2004-2008による検討．日本外傷学会雑誌　2012；26：9-18．
7) 樫村洋次郎，三宅康史，萩原義弘，他：JTDBを用いた自転車外傷の現状―医療側のデータ集積を医工連携にどう生かすか．交通科学研究資料　2012；53：96-7．
8) 東平日出夫：日本外傷データバンクのデータの質とその改善策．日本外傷学会雑誌　2012；26：165．
9) 中原慎二：日本外傷データバンクにおけるデータの地域代表性と質に関する検討．日本外傷学会雑誌　2012；26：165．
10) 三宅康史，萩原義弘，山下智幸，他：JTDBを用いた自損症例の実態―どこまで自殺企図を反映しているか．日本外傷学会雑誌　2012；26：186．
11) 藤田尚，内田靖之，池田弘人，他：外傷医を育てる教育と提言―日本外傷データバンクから見た日本外傷学会専門医制度研修施設と外傷医教育．日本外傷学会雑誌　2011；25：209．
12) 藤田尚，内田靖之，北村真樹，他：消化器外科医に求められるacute care surgery ―日本外傷データバンクから見た外傷開腹術と消化器外科学会専門医制度手術難易度区分の問題点．日本消化器外科学会総会　2011；66回：239．
13) 田中啓司，三宅康史，奈良大，他：交通事故類型別にみた損傷部位と重症度の特徴―日本外傷データバンクによる検討．日本外傷学会雑誌　2011；25：234．
14) 朽方規喜，阪本雄一郎，益子邦洋，他：日本外傷データバンクを用いた交通外傷における胸部大動脈損傷の実態調査．日本血管外科学会雑誌　2011；20：467．
15) 本藤憲一，磯谷栄二，世良俊樹，他：日本の外傷診療は向上したか―日本外傷データバンクからの年次比較．日本救急医学会雑誌　2011；22：575．
16) 本村友一，益子邦洋，横田裕行，他：乗用車乗員の頭部外傷についての国際比較―JTDBとGIDAS．日本外傷学会雑誌　2011；25：235．
17) 内田靖之，藤田尚，高橋宏樹，他：高齢者の外傷死亡率の実態―日本外傷データバンクからの解析．日本外傷学会雑誌　2011；25：193．
18) 伊藤友弥，六車崇，阪本雄一郎，他：小児多発外傷―JTDBからの検討．日本小児救急医学会雑誌　2011；10：221．
19) 伊藤友弥，六車崇，西村奈緒，他：小児外傷例の病院前救護処置　JTDB 2004-2009登録症例の検討．日本救急医学会雑誌　2011；22：532．
20) 齋藤大蔵：熱傷登録にむけて―日本外傷データバンクの現状．熱傷　2010；36：198-9．
21) 藤江聡，白石淳，武野慧，他：JTDBをベースにした研究の最前線　日本の外傷医療は向上したか―日本外傷データバンク（JTDB）からの年次比較．日本外傷学会雑誌　2010；24：174．
22) 稲村宏紀，齋藤大蔵，米倉正大，他：JTDBをベースにした研究の最前線　日本外傷データバンクにおける外傷患者の来院時体温の疫学研究．日本外傷学会雑誌　2010；24：174．
23) 森雅美，岩瀬正顕，宮崎秀行，他：JTDBをベースにした研究の最前線　診療情報管理士による日本外傷データバンクへの登録業務　第2報．日本外傷学会雑誌　2010；24：174．
24) 森雅美，岩瀬正顕，宮崎秀行，他：診療情報管理士が行う日本外傷データバンクへの外傷登録　第2報．診療情報管理　2010；22：280．
25) 東平日出夫，松岡哲也，上野正人，他：日本外傷データバンクのデータ欠損率とその改善方法の検討．日本救急医学会雑誌　2010；21：655．
26) 本藤憲一，白石淳，加地正人，他：緊急室開胸は患者を救うか？―日本外傷データバンクの29563例の解析．日本救急医学会雑誌　2010；21：479．
27) 木村昭夫，萩原章嘉，阪本太吾：わが国独自の外傷予後予測指標　わが国独自の外傷生存予測ロジスティック回帰式の検討―日本外傷データバンクの解析．日本外傷学会雑誌　2010；24：157．
28) 望月康廣，西本哲也，富永茂，他：日本外傷データバンクを用いた事故形態別死亡リスク評価．日本機械学会年次大会講演論文集　2010；2010：197-8．
29) 庄古知久，白石淳，加地正人，他：JTDBをベースにした研究の最前線　外傷患者の入院後死亡率に関わるPre-existing Medical Conditionsの影響．日本外傷学会雑誌　2010；24：173．
30) 市野瀬剛，白石淳，村田希吉，他：腹部外傷における経動脈的塞栓術―日本外傷データバンクの分析．日本救急医学会雑誌　2010；21：476．
31) 山中明美，上山裕二，吉岡一夫，他：二次救急医療機関におけるオートバイと自転車外傷の比較―JTDB登録症例を用いて．日本救急医学会雑誌　2010；21：656．
32) 伊藤友弥，阪本雄一郎，清水直樹，他：日本外傷データバンク登録小児症例―転帰についての検討．日本救急医学会雑誌　2010；21：645．
33) 三宅康史，平塚圭介，有賀徹：日本外傷データバンク（JTDB）を用いた事故形態の違いによる損傷部位と重症度の特徴．日本外傷学会雑誌　2010；24：257．
34) 齋藤大蔵，坂本哲也，益子邦洋，他：高エネルギー外傷における初期診療　外傷診療の質向上のための日本外傷データバンク．日本外科学会雑誌　2009；110：148．
35) 齋藤大蔵，坂本哲也，益子邦洋，他，編：外傷診療の質向上のための日本外傷データバンク（高エネルギー外傷における初期診療，パネルディスカッション，第109回日本外科学会定期学術集会，2009年2月25日）．日本外科学会雑誌　2009．
36) 阪本雄一郎，益子邦洋，松本尚，他：Japan Trauma Data Bank（JTDB）のデータからみた外傷症例における病院前診療の有用性について検討．日本臨床救急医学会雑誌　2009；12：251．
37) 阪本雄一郎，益子邦洋，本村陽一，他：日本外傷データバンク事例を用いた日本人の生存率予測モデルの開発．人工知能学会全国大会論文集（CD-ROM）2009；23．
38) 阪本雄一郎，益子邦洋，本村陽一，他：Japan Trauma Data Bankにおける新たなRTS・TRISS係数および病院前の転帰影響因子．日本外傷学会雑誌　2009；23：143．

39) 阪本雄一郎, 益子邦洋：Japan Trauma Data bank（JTDB）のデータからみた外傷症例における交通事故の現状とドクターヘリ搬送の有用性についての検討. 交通科学研究資料 2009；50：96-7.
40) 藤田尚, 内田靖之, 小山知秀, 他：わが国の外傷専門医の役割 Preventable Trauma Death を阻止するために外傷専門医が持つべく臨床力など—日本外傷データバンクからみた外傷専門医のあり方と外科学会専門医制度の整合性. 日本外傷学会雑誌 2009；23：142.
41) 田中幸太郎, 三宅康史, 奈良大, 他：現場での生理学的評価に異常のなかった交通外傷患者の搬送先選定について—Japan Trauma Data Bank（JTDB）を用いた検討（学位乙）. 昭和医学会雑誌 2009；69：295.
42) 森雅美, 岩瀬正顕, 宮崎秀行, 他：診療情報管理士が行う日本外傷データバンクへの外傷登録. 診療情報管理 2009；21：107.
43) 森雅美, 宮崎秀行, 平川昭彦, 他：外傷初期診療録の有用性と諸問題 外傷初期診療録と Japan Trauma Data Bankの登録と利用など—診療情報管理士が行う日本外傷データバンクへの登録業務. 日本外傷学会雑誌 2009；23：144.
44) 村田希吉, 白石淳, 中堤啓太, 他：CTは死のトンネルか？—Japan Trauma Data Bank のデータから. 日本外傷学会雑誌 2009；23：145.
45) 奈良大, 三宅康史, 田中幸太郎, 他：交通事故における受傷機転の違いによる外傷形態の特徴とその重症度—日本外傷データバンク（JTDB）を用いた検討から（学位乙）. 昭和医学会雑誌 2009；69：294-5.
46) 佐藤琢紀, 木村昭夫, 佐藤守仁, 他：外傷初期診療録の有用性と諸問題 外傷初期診療録と Japan Trauma Data Bankの登録と利用など—外傷診療データベースの電子化と日本外傷データバンクへのインターネットを介した結合. 日本外傷学会雑誌 2009；23：147.
47) 中原慎二, Upendra JA, Ashuboda M, 他：Japan Trauma Data Bank の利用目的拡大—Global Injury Databaseへ. 日本外傷学会雑誌 2009；23：146.
48) 青木則明：日本外傷データバンクの挑戦. 診療録管理 2008；20：74.
49) 青木則明：日常臨床の「データ」から, 質向上のための「情報」を創るためのアプローチ—日本外傷データバンク（JTDB）の挑戦. 日本救急医学会雑誌 2008；19：482.
50) 幸部吉郎：当科にて診療した外傷患者の検討—日本外傷データバンクに参加して. 日本外傷学会雑誌 2008；22：233.
51) 小関一英：Trauma registryによる日本外傷データバンク構築の成果と展望. 日本脳神経外科救急学会 2007；12：93.
52) 小関一英：頭部外傷 診療の標準化とトラウマレジストリー—Trauma registryによる日本外傷データバンク構築の成果と展望. 日本脳神経外科救急学会プログラム・抄録集 2007；12回：93.
53) 上山裕二, 川下陽一郎, 吉岡伸治：山間部新型救命救急センターにおける外傷の特徴と問題点—JTDB集積結果より. 日本外傷学会雑誌 2007；21：211.
54) 小関一英, 坂本哲也, Trauma registry検討委員会：Trauma registryと日本外傷データバンク（JTDB）がめざすもの. 日本脳神経外科救急学会雑誌 2005：113.
55) 清田和也, 関井肇, 横手龍, 他：日本外傷データバンクにおける AIS codingにおける問題点. 日本外傷学会雑誌 2004；18：222.

＜研究報告＞

1) 木村昭夫：日本外傷データバンクの経験を活用した途上国における鈍的外傷患者の生存予測に関する研究. 日本の道路安全と外傷予防に関する経験を活用した途上国の外傷予防に関する研究 平成23年度研究報告書 平成21-23年度総合研究報告書. 2012, pp25-7.
2) 木村昭夫：日本外傷データバンクの経験を活用した途上国における鈍的外傷患者の生存予測に関する研究. 日本の道路安全と外傷予防に関する経験を活用した途上国の外傷予防に関する研究 平成23年度研究報告書 平成21-23年度総合研究報告書. 2012, pp68-73.
3) 中原慎二：日本外傷データバンクを利用した鈍的外傷患者の簡便な生存予測モデルに関する研究. 日本の道路安全と外傷予防に関する経験を活用した途上国の外傷予防に関する研究 平成23年度研究報告書 平成21-23年度総合研究報告書. 2012, pp74-8.
4) 西本哲也, 阪本雄一郎, 小山勉, 他：自動車へ全衝突形態対応の救命機能を搭載するための救急医療実態に基づく傷害予測アルゴリズムの構築とその実証実験. タカタ財団助成研究論文集. 2011.
5) 木村昭夫：日本の道路安全と外傷予防に関する経験を活用した途上国の外傷予防に関する研究 日本外傷データバンクの経験を活用した途上国における鈍的外傷患者の生存予測に関する研究. 日本の道路安全と外傷予防に関する経験を活用した途上国の外傷予防に関する研究 平成22年度研究報告書. 2011, pp25-30.
6) 木村昭夫：日本の道路安全と外傷予防に関する経験を活用した途上国の外傷予防に関する研究 日本外傷データバンクの経験を活用した途上国における鈍的外傷患者の生存予測に関する研究. 日本の道路安全と外傷予防に関する経験を活用した途上国の外傷予防に関する研究 平成21年度研究報告書. 2010, pp42-6.
7) 中原慎二：日本の道路安全と外傷予防に関する経験を活用した途上国の外傷予防に関する研究 日本外傷データバンクを利用した鈍的外傷患者の簡便な生存予測モデルに関する研究. 日本の道路安全と外傷予防に関する経験を活用した途上国の外傷予防に関する研究 平成21年度研究報告書. 2010, pp47-54.

＜日本外傷学会トラウマレジストリー検討委員会報告＞

1) 齋藤大蔵, 坂本哲也, 東平日出夫, 他：日本外傷データバンクの設立, 現状, そして今後の展望. 日本外傷学会雑誌 2012；26：435-7.
2) 三宅康史, 坂本哲也, 齋藤大蔵, 他：JTDBと医工連携. 日本外傷学会雑誌 2012；26：438-40.
3) 増野智彦, 坂本哲也, 齋藤大蔵, 他：国内レジストリー制度の現状と比較. 日本外傷学会雑誌 2012；26：441-5.
4) 小関一英, 益子邦洋, 坂本哲也, 他：Trauma Registry検討委員会活動と今後の展望. 日本外傷学会雑誌 2004；18：394-9.

5) 坂本哲也, 森村尚登, 藤田尚, 他：外傷診療の質評価としてのTrauma Registry. 日本外傷学会雑誌 2004；18：400-2.

6) 益子邦洋, 小関一英, 坂本哲也, 他：Trauma Registryにおける臨床評価指標. 日本外傷学会雑誌 2004；18：403-8.

7) 東平日出夫, 小関一英, 齋藤大蔵, 他：外傷登録に関するアンケート調査—Abbreviated Injury Scaleのコード選択のルールについて. 日本外傷学会雑誌 2004；18：409-13.

8) 三宅康史, 小関一英, 益子邦洋, 他：AIS90とICD-10の相互変換の意義. 日本外傷学会雑誌 2004；18：414-7.

9) 森村尚登, 藤田尚, 青木則明, 他：Trauma Registryの運用（規則とセキュリティ）. 日本外傷学会雑誌 2004；18：418-22.

10) 齋藤大蔵, 小関一英, 益子邦洋, 他：Trauma Registryを利用した医学研究に関する期待と問題点. 日本外傷学会雑誌 2004；18：423-5.

＜依頼原稿＞

1) 齋藤大蔵：日本外傷データバンクとquality improvement. 救急医学 2012；36：48-53.

2) 立石一正, 小野古志郎：交通事故統合データ（ITARDA）と外傷診療データ（JTDB）を使った研究の現状と将来展望. 救急医学 2010；34：539-42.

3) 齋藤大蔵：防ぎえる死を見逃さない外傷診療—日本外傷データバンク, 予後予測について. メディカル朝日 2010；39：36-7.

4) 齋藤大蔵：わが国独自の外傷予後予測指標の開発. 救急医学 2010；34：565-8.

5) 阪本雄一郎, 益子邦洋：受傷機転からみた胸部外傷の特徴と問題点. 救急医学 2008；32：871-6.

Appendix 4
日本外傷データバンク辞書

personal.xls

〈System内部のデータ〉

sid
- 種類　　カテゴリー変数
- カテゴリー　-
- 説明　　各症例に割り当てられた固有の番号。sidは各症例のJTDBデータベース内での識別子である。
各データファイルの同じsidは同じ症例のデータであることを示す。
- その他　システムが付加

〈患者初期情報〉

AgeYear
- 種類　　離散値
- 単位　　年
- 値域　　0以上
- 説明　　患者の年齢；空欄は未入力または不明を意味する

GenderID
Gender
- 種類　　カテゴリー変数
- カテゴリー　102：男性；103：女性；101：未入力
- 説明　　各症例の性別コードとその日本語表記

ONSET_YY
- 種類　　離散値
- 単位　　年
- 値域　　2004以上
- 説明　　受傷日の年

ONSET_MM
- 種類　　離散値
- 単位　　月
- 値域　　1-12
- 説明　　受傷日の月

ONSET_DD
- 種類　　離散値
- 単位　　日
- 値域　　1-31
- 説明　　受傷日の日

ONSET_HH
- 種類　　離散値
- 単位　　時
- 値域　　0-23
- 説明　　受傷時間の時

ONSET_MI
- 種類　　離散値
- 単位　　分
- 値域　　0-59
- 説明　　受傷時間の分

ONSET_ESTIMATE
- 種類　　カテゴリー変数
- カテゴリー　7777：受傷日，時間は推定。推定でなければ空欄
- 説明　　受傷日，時間が推定値かそうでないかを示す。

ONSET_UNKNOWN
- 種類　　カテゴリー変数
- カテゴリー　9999：受傷日，時間が不明。そうでなければ空欄
- 説明　　受傷日，時間が不明かどうかを示す。

CauseOfTraumaID
CauseOfTrauma
  種類　　　カテゴリー変数
  カテゴリー　102：不慮の事故；103：自損（自殺企図）；104：傷害；105：労災；106：他；107：不明；101：未入力
  説明　　　外傷原因のコードとその日本語表記

TypeOfTraumaID
TypeOfTrauma
  種類　　　カテゴリー変数
  カテゴリー　101：未入力；102：鈍的；103：鋭的；104：熱傷；105：他；106：不明
  説明　　　外傷分類のコードとその日本語表記

〈病院前情報〉

TransferProcessID
TransferProcess
  種類　　　カテゴリー変数
  カテゴリー　101：未入力；102：現場から直接救急搬送；103：医療機関から転送；104：救急車以外で；105：他；106：不明
  説明　　　搬送経路のIDとその日本語表記

TransporterID
Transporter
  種類　　　カテゴリー変数
  カテゴリー　101：未入力；102：救急車；103：ドクターカー；104：自家用車；105：ヘリコプター；106：独歩；107：他；108：不明
  説明　　　搬送方法のIDとその日本語表記

EMS_Name
  種類　　　カテゴリー変数
  カテゴリー　
  説明　　　消防機関名

Finding_time_YYYY
  種類　　　離散値
  単位　　　年
  値域　　　2004以上
  説明　　　覚知した日の年

Finding_time_MM
  種類　　　離散値
  単位　　　月
  値域　　　1-12
  説明　　　覚知した日の月

Finding_time_DD
  種類　　　離散値
  単位　　　日
  値域　　　1-31
  説明　　　覚知した日の日

Finding_time_HH
  種類　　　離散値
  単位　　　時
  値域　　　0-23
  説明　　　覚知した時間の時

Finding_time_MI
  種類　　　離散値
  単位　　　時
  値域　　　0-59
  説明　　　覚知した時間の分

Finding_time_Estimate
  種類　　　カテゴリー変数
  カテゴリー　7777：覚知日，時間は推定。推定でなければ空欄
  説明　　　覚知日，時間が推定値かそうでないかを示す。

Finding_time_Unknown
  種類　　　カテゴリー変数
  カテゴリー　9999：覚知日，時間が不明。そうでなければ空欄
  説明　　　覚知日，時間が不明かどうかを示す。

Arrival_at_scene_YYYY
  種類　　　離散値
  単位　　　年

Appendix

    値域   2004以上
    説明   現場到着した日の年

Arrival_at_scene_MM
種類	離散値
単位	月
値域	1-12
説明	現場到着した日の月

Arrival_at_scene_DD
種類	離散値
単位	日
値域	1-31
説明	現場到着した日の日

Arrival_at_scene_HH
種類	離散値
単位	時
値域	0-23
説明	現場到着した時間の時

Arrival_at_scene_MI
種類	離散値
単位	時
値域	0-59
説明	現場到着した時間の分

Arrival_at_scene_Estimate
種類	カテゴリー変数
カテゴリー	7777：現場到着日，時間は推定。推定でなければ空欄
説明	現場到着日，時間が推定値かそうでないかを示す。

Arrival_at_scene_Unknown
種類	カテゴリー変数
カテゴリー	9999：現場到着日，時間が不明。そうでなければ空欄
説明	現場到着日，時間が不明かどうかを示す。

Contact_at_scene_YYYY
種類	離散値
単位	年
値域	2004以上
説明	傷病者に接触した日の年

Contact_at_scene_MM
種類	離散値
単位	月
値域	1-12
説明	傷病者に接触した日の月

Contact_at_scene_DD
種類	離散値
単位	日
値域	1-31
説明	傷病者に接触した日の日

Contact_at_scene_HH
種類	離散値
単位	時
値域	0-23
説明	傷病者に接触した時間の時

Contact_at_scene_MI
種類	離散値
単位	時
値域	0-59
説明	傷病者に接触した時間の分

Contact_at_scene_Estimate
種類	カテゴリー変数
カテゴリー	7777：傷病者に接触した日，時間は推定。推定でなければ空欄
説明	傷病者に接触した日，時間が推定値かそうでないかを示す。

Contact_at_scene_Unknown
種類	カテゴリー変数
カテゴリー	9999：傷病者に接触した日，時間が不明。そうでなければ空欄
説明	傷病者に接触した日，時間が不明かどうかを示す。

Leaving_scene_YYYY
種類	離散値
単位	年
値域	2004以上
説明	現場を出発した日の年

Leaving_scene_MM
種類	離散値
単位	月
値域	1-12
説明	現場を出発した日の月

Leaving_scene_DD
種類	離散値
単位	日
値域	1-31
説明	現場を出発した日の日

Leaving_scene_HH
種類	離散値
単位	時
値域	0-23
説明	現場を出発した時間の時

Leaving_scene_MI
種類	離散値
単位	時
値域	0-59
説明	現場を出発した時間の分

Leaving_scene_Estimate
種類	カテゴリー変数
カテゴリー	7777：現場を出発した日，時間は推定。推定でなければ空欄
説明	現場を出発した日，時間が推定値かそうでないかを示す。

Leaving_scene_Unknown
種類	カテゴリー変数
カテゴリー	9999：現場を出発した日，時間が不明。そうでなければ空欄
説明	現場を出発した日，時間が不明かどうかを示す。

Arrival_hospital_YYYY
種類	離散値
単位	年
値域	2004以上
説明	病院到着日の年

Arrival_hospital_MM
種類	離散値
単位	月
値域	1-12
説明	病院到着日の月

Arrival_hospital_DD
種類	離散値
単位	日
値域	1-31
説明	病院到着日の日

Arrival_hospital_HH
種類	離散値
単位	時
値域	0-23
説明	病院到着時間の時

Arrival_hospital_MI
種類	離散値
単位	時
値域	0-59
説明	病院到着時間の分

Arrival_hospital_Estimate
種類	カテゴリー変数
カテゴリー	7777：病院到着日，時間は推定。推定でなければ空欄
説明	病院到着日，時間が推定値かそうでないかを示す。

Arrival_hospital_Unknown
種類	カテゴリー変数
カテゴリー	9999：病院到着日，時間が不明。そうでなければ空欄
説明	病院到着日，時間が不明かどうかを示す。

Appendix

EM_Attendance
　種類　　　カテゴリー変数
　カテゴリー　あり；なし；不明；未入力
　説明　　　救急救命士の同乗

〈病院前処置〉

Pre_H_care_Oxy
　種類　　　カテゴリー変数
　カテゴリー　1：処置あり。処置が無ければ空欄
　説明　　　酸素吸入をしていたか

Pre_H_care_Cer
　種類　　　カテゴリー変数
　カテゴリー　1：処置あり。処置が無ければ空欄
　説明　　　頸椎カラーをしていたか

Pre_H_care_BB
　種類　　　カテゴリー変数
　カテゴリー　1：処置あり。処置が無ければ空欄
　説明　　　バックボードを使用していたか

Pre_H_care_SP
　種類　　　カテゴリー変数
　カテゴリー　1：処置あり。処置が無ければ空欄
　説明　　　ショックパンツを使用していたか

Pre_H_care_HS
　種類　　　カテゴリー変数
　カテゴリー　1：処置あり。処置が無ければ空欄
　説明　　　副子を使用していたか

Pre_H_care_Respiratory
　種類　　　カテゴリー変数
　カテゴリー　1：処置あり。処置が無ければ空欄
　説明　　　人工呼吸をしていたか

Pre_H_care_Cardiac
　種類　　　カテゴリー変数
　カテゴリー　1：処置あり。処置が無ければ空欄
　説明　　　胸骨圧迫をしていたか

Pre_H_care_Air
　種類　　　カテゴリー変数
　カテゴリー　1：処置あり。処置が無ければ空欄
　説明　　　エアウェイを挿入していたか

Pre_H_care_Keep_Air
　種類　　　カテゴリー変数
　カテゴリー　1：処置あり。処置が無ければ空欄
　説明　　　気道確保をしていたか

Pre_H_care_Def
　種類　　　カテゴリー変数
　カテゴリー　1：処置あり。処置が無ければ空欄
　説明　　　除細動をしていたか

Pre_H_care_IV
　種類　　　カテゴリー変数
　カテゴリー　1：処置あり。処置が無ければ空欄
　説明　　　静脈路確保をしていたか

Pre_H_care_None
　種類　　　カテゴリー変数
　カテゴリー　1：処置なし。処置があれば空欄
　説明　　　何も試行せず

Pre_H_care_Other
　種類　　　カテゴリー変数
　カテゴリー　1：処置あり。処置が無ければ空欄
　説明　　　その他の処置をしたか

Pre_H_care_Unknown
　種類　　　カテゴリー変数
　カテゴリー　1：不明。不明で無ければ空欄
　説明　　　病院前処置が不明

〈救急隊到着時の所見〉

PreHospital_Systolic
　種類　　　離散値
　単位　　　mmHg
　値域　　　0以上
　説明　　　救急隊到着時の収縮期血圧

PreHospital_Diastolic
　種類　　　離散値
　単位　　　mmHg

値域 0以上
説明 救急隊到着時の拡張期血圧

PreHospital Pulse_rate
種類 離散値
単位 回／分
値域 0以上
説明 救急隊到着時の脈拍数

PreHospital_Respiratory
種類 離散値
単位 回／分
値域 0以上
説明 救急隊到着時の呼吸数

PreHospital_JapanComaScaleID
PreHospital_JapanComaScale
種類 カテゴリー変数
カテゴリー 101：未入力；102：JCS-0（clear）1102：JCS I-1；1103：JCS I-2；1104：JCS I-3；1105：JCS II-10；1106：JCS II-20；1107：JCS II-30；1108：JCS III-100；1109：JCS III-200；1110：JCS III-300；1111：他；1112：不明
説明 救急隊到着時のJapan Coma Scaleとそのコード

〈来院時情報〉

Arrival_Status_Systolic
種類 離散値
単位 mmHg
値域 0以上
説明 病院到着時の収縮期血圧；空欄は入力が無いことを示す

Arrival_Status_Diastolic
種類 離散値
単位 mmHg
値域 0以上
説明 病院到着時の呼吸数；空欄は入力が無いことを示す

Arrival_Status_Respiratory
種類 離散値
単位 回／分
値域 0以上
説明 病院到着時の呼吸数；空欄は入力が無いことを示す

Arrival_status_Heart_rate
種類 離散値
単位 回／分
値域 0以上
説明 病院到着時の脈拍数；空欄は入力が無いことを示す

Temperature
種類 連続値
単位 度（摂氏）
値域 0以上
説明 病院到着時の体温；空欄は入力が無いことを示す

Temp_Loc_ID
Temp_Loc
種類 カテゴリー変数
カテゴリー 101：未入力；102：腋窩；103：直腸；104：鼓膜；105：他；106：不明
説明 病院到着時の体温測定部位とその識別子

Arrival_Status_GCS_E
種類 順序値
単位 なし
値域 1,2,3,4；空欄は入力が無いことを示す
説明 病院到着時のGlasgow Coma Scaleの'Eye opening'の値

Arrival_Status_GCS_V
種類 順序値
単位 なし
値域 1,2,3,4,5,102；空欄は入力が無いことを示す
説明 病院到着時のGlasgow Coma Scale

の'Verbal response'の値
102は挿管されていたことを示す
Total GCSの計算では1として扱っている

Arrival_Status_GCS_M
種類　　順序値
単位　　なし
値域　　1,2,3,4,5,6；空欄は入力が無いことを示す
説明　　病院到着時のGlasgow Coma Scaleの'Motor response'の値

Arrival_Status_GCS
種類　　順序値
単位　　なし
値域　　3-15；空欄は入力が無いことを示す
説明　　病院到着時のGlasgow Coma Scaleの値

Arrival_Status_JapanComaScaleID
Arrival_Status_JapanComaScale
種類　　カテゴリー変数
カテゴリー　101：未入力；102：JCS-0；1102：JCS I-1；1103：JCS I-2；1104：JCS I-3；1105：JCS II-10；1106：JCS II-20；1107：JCS II-30；1108：JCS III-100；1109：JCS III-200；1110：JCS III-300；1111：他；1112：不明
説明　　病院到着時のJapan Coma Scaleとそのコード

DrinkingID
Drinking
種類　　カテゴリー変数
カテゴリー　101：未入力；102：あり；103：なし
説明　　飲酒の有無

〈検査関連情報〉

Starting_Physician_Approach_YYYY
種類　　離散値
単位　　年
値域　　2003以上
説明　　医師観察開始日時の年

Starting_Physician_Approach_MM
種類　　離散値
単位　　月
値域　　1-12
説明　　医師観察開始日時の月

Starting_Physician_Approach_DD
種類　　離散値
単位　　日
値域　　1-31
説明　　医師観察開始日時の日

Starting_Physician_Approach_HH
種類　　離散値
単位　　時
値域　　0-23
説明　　医師観察開始日時の時

Starting_Physician_Approach_MI
種類　　離散値
単位　　分
値域　　0-59
説明　　医師観察開始日時の分

Starting_Physician_Approach_Estimate
種類　　カテゴリー変数
カテゴリー　7777：医師観察開始日時は推定。推定でなければ空欄
説明　　医師観察開始日時が推定値かそうでないかを示す。

Starting_Physician_Approach_Unknown
種類　　カテゴリー変数
カテゴリー　9999：医師観察開始日時が不明。そうでなければ空欄
説明　　医師観察開始日時が不明かどうかを示す。

Abdominal_US_BleedingID
Abdominal_US_Bleeding
- 種類　　　カテゴリー変数
- カテゴリー　101：未入力；102：陽性；103：陰性；104：施行せず；999：不明
- 説明　　　FASTの所見

CAT_Scan_Head
- 種類　　　カテゴリー変数
- カテゴリー　1：撮影あり。撮影しなかった場合は空欄
- 説明　　　初療期間内における頭部CT撮影の有無

CAT_Scan_Neck
- 種類　　　カテゴリー変数
- カテゴリー　1：撮影あり。撮影しなかった場合は空欄
- 説明　　　初療期間内における頸部CT撮影の有無

CAT_Scan_Chest
- 種類　　　カテゴリー変数
- カテゴリー　1：撮影あり。撮影しなかった場合は空欄
- 説明　　　初療期間内における胸部CT撮影の有無

CAT_Scan_Abdomen
- 種類　　　カテゴリー変数
- カテゴリー　1：撮影あり。撮影しなかった場合は空欄
- 説明　　　初療期間内における腹部CT撮影の有無

CAT_Scan_Pelvis
- 種類　　　カテゴリー変数
- カテゴリー　1：撮影あり。撮影しなかった場合は空欄
- 説明　　　初療期間内における骨盤CT撮影の有無

CAT_Scan_Spine
- 種類　　　カテゴリー変数
- カテゴリー　1：撮影あり。撮影しなかった場合は空欄
- 説明　　　初療期間内における脊椎CT撮影の有無

CAT_Scan_No_Procedure
- 種類　　　カテゴリー変数
- カテゴリー　1：撮影せず。撮影した場合は空欄
- 説明　　　初療期間内におけるCT撮影の有無

CAT_Scan_Others
- 種類　　　カテゴリー変数
- カテゴリー　1：撮影あり。撮影しなかった場合は空欄
- 説明　　　初療期間内におけるその他のCT撮影の有無

CAT_Scan_Unknown
- 種類　　　カテゴリー変数
- カテゴリー　1：不明。不明でかった場合は空欄
- 説明　　　初療期間内におけるCT撮影部位が不明または実施の有無が不明

CAT_Scan_YYYY
- 種類　　　離散値
- 単位　　　年
- 値域　　　2003以上
- 説明　　　最初のCT撮影日時の年

CAT_Scan_MM
- 種類　　　離散値
- 単位　　　月
- 値域　　　1-12
- 説明　　　最初のCT撮影日時の月

CAT_Scan_DD
- 種類　　　離散値
- 単位　　　日
- 値域　　　1-31
- 説明　　　最初のCT撮影日時の日

CAT_Scan_HH
種類	離散値
単位	時
値域	0-23
説明	最初のCT撮影日時の時

CAT_Scan_MI
種類	離散値
単位	分
値域	0-59
説明	最初のCT撮影日時の分

CAT_Scan_DateTime_Estimate
種類	カテゴリー変数
カテゴリー	7777：最初のCT撮影日時は推定。推定でなければ空欄
説明	最初のCT撮影日時が推定値かそうでないかを示す。

CAT_Scan_DateTime_Unknown
種類	カテゴリー変数
カテゴリー	9999：最初のCT撮影日時が不明。そうでなければ空欄
説明	最初のCT撮影日時が不明かどうかを示す。

Urgent_Angiography_Head
種類	カテゴリー変数
カテゴリー	1：撮影あり。撮影しなかった場合は空欄
説明	頭部の緊急血管造影の有無

Urgent_Angiography_Neck
種類	カテゴリー変数
カテゴリー	1：撮影あり。撮影しなかった場合は空欄
説明	頸部の緊急血管造影の有無

Urgent_Angiography_Chest
種類	カテゴリー変数
カテゴリー	1：撮影あり。撮影しなかった場合は空欄
説明	胸部の緊急血管造影の有無

Urgent_Angiography_Abdomen
種類	カテゴリー変数
カテゴリー	1：撮影あり。撮影しなかった場合は空欄
説明	腹部の緊急血管造影の有無

Urgent_Angiography_Pelvis
種類	カテゴリー変数
カテゴリー	1：撮影あり。撮影しなかった場合は空欄
説明	骨盤部の緊急血管造影の有無

Urgent_Angiography_Spine
種類	カテゴリー変数
カテゴリー	1：撮影あり。撮影しなかった場合は空欄
説明	脊椎の緊急血管造影の有無

Urgent_Angiography_No_Procedure
種類	カテゴリー変数
カテゴリー	1：撮影せず。撮影した場合は空欄
説明	頭部の緊急血管造影の有無

Urgent_Angiography_Others
種類	カテゴリー変数
カテゴリー	1：撮影あり。撮影しなかった場合は空欄
説明	頭部の緊急血管造影の有無

Urgent_Angiography_Unknown
種類	カテゴリー変数
カテゴリー	1：不明。不明でなかった場合は空欄
説明	緊急血管造影の部位または実施の有無が不明
治療	Blood_Transfusion_24

Blood_Transfusion_24_ID
種類	カテゴリー変数
カテゴリー	101：未入力；102：あり；103：なし；999：不明
説明	来院24時間以内の輸血の有無とそのコード

Blood_Transfusion_24_YYYY
- 種類　　　離散値
- 単位　　　年
- 値域　　　2004以上
- 説明　　　輸血開始日時の年

Blood_Transfusion_24_MM
- 種類　　　離散値
- 単位　　　月
- 値域　　　1-12
- 説明　　　輸血開始日時の月

Blood_Transfusion_24_DD
- 種類　　　離散値
- 単位　　　日
- 値域　　　0-31
- 説明　　　輸血開始日時の日

Blood_Transfusion_24_HH
- 種類　　　離散値
- 単位　　　時
- 値域　　　0-23
- 説明　　　輸血開始日時の時

Blood_Transfusion_24_MI
- 種類　　　離散値
- 単位　　　分
- 値域　　　0-59
- 説明　　　輸血開始日時の分

Blood_Transfusion_24_Estimate
- 種類　　　カテゴリー変数
- カテゴリー　7777：輸血開始日時は推定。推定でなければ空欄
- 説明　　　輸血開始日時が推定値かそうでないかを示す。

Blood_Transfusion_24_Unknown
- 種類　　　カテゴリー変数
- カテゴリー　9999：輸血開始日時が不明。そうでなければ空欄
- 説明　　　輸血開始日時が不明かどうかを示す。

Initial_Op_Craniotomy
- 種類　　　カテゴリー変数
- カテゴリー　1：施行した。施行しなかった場合は空欄
- 説明　　　初回手術における開頭術の有無

Initial_Op_Craterization
- 種類　　　カテゴリー変数
- カテゴリー　1：施行した。施行しなかった場合は空欄
- 説明　　　初回手術における穿頭術の有無

Initial_Op_Thoracotomy
- 種類　　　カテゴリー変数
- カテゴリー　1：施行した。施行しなかった場合は空欄
- 説明　　　初回手術における開胸術の有無

Initial_Op_Celiotomy
- 種類　　　カテゴリー変数
- カテゴリー　1：施行した。施行しなかった場合は空欄
- 説明　　　初回手術における開腹術の有無

Initial_Op_Bone_Fixation
- 種類　　　カテゴリー変数
- カテゴリー　1：施行した。施行しなかった場合は空欄
- 説明　　　初回手術における骨折手術の有無

Initial_Op_Angiostomy
- 種類　　　カテゴリー変数
- カテゴリー　1：施行した。施行しなかった場合は空欄
- 説明　　　初回手術における血行再建術の有無

Initial_Op_TAE
- 種類　　　カテゴリー変数
- カテゴリー　1：施行した。施行しなかった場合は空欄
- 説明　　　初回手術におけるTAEの有無

Appendix

Initial_Op_Endoscopic_Surgery
- 種類　　　カテゴリー変数
- カテゴリー　1：施行した。施行しなかった場合は空欄
- 説明　　　初回手術における鏡視下手術の有無

Initial_Op_Anastomosis
- 種類　　　カテゴリー変数
- カテゴリー　1：施行した。施行しなかった場合は空欄
- 説明　　　初回手術における再接着手術の有無

Initial_Op_Arrest_Hemorrhage
- 種類　　　カテゴリー変数
- カテゴリー　1：施行した。施行しなかった場合は空欄
- 説明　　　初回手術における止血術の有無

Initial_Op_No_Surgery
- 種類　　　カテゴリー変数
- カテゴリー　1：施行せず。施行した場合は空欄
- 説明　　　初回手術の有無

Initial_Op_Others
- 種類　　　カテゴリー変数
- カテゴリー　1：施行した。施行しなかった場合は空欄
- 説明　　　初回手術におけるその他の手術の有無

Initial_Op_Unknown
- 種類　　　カテゴリー変数
- カテゴリー　1：不明。不明で無かった場合は空欄
- 説明　　　初回手術の術式または施行の有無が不明

Initial_Op_YYYY
- 種類　　　離散値
- 単位　　　年
- 値域　　　2004以上
- 説明　　　初回手術開始日時の年

Initial_Op_MM
- 種類　　　離散値
- 単位　　　月
- 値域　　　1-12
- 説明　　　初回手術開始日時の月

Initial_Op_DD
- 種類　　　離散値
- 単位　　　日
- 値域　　　1-31
- 説明　　　初回手術開始日時の日

Initial_Op_HH
- 種類　　　離散値
- 単位　　　時
- 値域　　　0-23
- 説明　　　初回手術開始日時の時

Initial_Op_MI
- 種類　　　離散値
- 単位　　　分
- 値域　　　0-59
- 説明　　　初回手術開始日時の分

Initial_Op_DateTime_Estimate
- 種類　　　カテゴリー変数
- カテゴリー　7777：初回手術開始日時は推定。推定でなければ空欄
- 説明　　　初回手術開始日時が推定値かそうでないかを示す。

Initial_Op_DateTime_Unknown
- 種類　　　カテゴリー変数
- カテゴリー　9999：初回手術開始日時が不明。そうでなければ空欄
- 説明　　　初回手術開始日時が不明かどうかを示す。

Re_Op_48_Craniotomy
- 種類　　　カテゴリー変数
- カテゴリー　1：施行した。施行しなかった場合は空欄
- 説明　　　初回手術終了後48時間以内の予定

しない再開頭術の有無

Re_Op_48_Craterization
　種類　　　カテゴリー変数
　カテゴリー　1：施行した。施行しなかった場合は空欄
　説明　　　初回手術終了後48時間以内の予定しない再穿頭術の有無

Re_Op_48_Thoracotomy
　種類　　　カテゴリー変数
　カテゴリー　1：施行した。施行しなかった場合は空欄
　説明　　　初回手術終了後48時間以内の予定しない再開胸術の有無

Re_Op_48_Celiotomy
　種類　　　カテゴリー変数
　カテゴリー　1：施行した。施行しなかった場合は空欄
　説明　　　初回手術終了後48時間以内の予定しない再開腹術の有無

Re_Op_48_Bone_Fixation
　種類　　　カテゴリー変数
　カテゴリー　1：施行した。施行しなかった場合は空欄
　説明　　　初回手術終了後48時間以内の予定しない再骨折手術の有無

Re_Op_48_Angiostomy
　種類　　　カテゴリー変数
　カテゴリー　1：施行した。施行しなかった場合は空欄
　説明　　　初回手術終了後48時間以内の予定しない再血行再建手術の有無

Re_Op_48_TAE
　種類　　　カテゴリー変数
　カテゴリー　1：施行した。施行しなかった場合は空欄
　説明　　　初回手術終了後48時間以内の予定しない再TAEの有無

Re_Op_48_Endoscopic_Surgery
　種類　　　カテゴリー変数
　カテゴリー　1：施行した。施行しなかった場合は空欄
　説明　　　初回手術終了後48時間以内の予定しない再鏡視下手術の有無

Re_Op_48_Arrest_Hemorrhage
　種類　　　カテゴリー変数
　カテゴリー　1：施行した。施行しなかった場合は空欄
　説明　　　初回手術終了後48時間以内の予定しない再止血術の有無

Re_Op_48_None
　種類　　　カテゴリー変数
　カテゴリー　1：施行せず。施行した場合は空欄
　説明　　　初回手術終了後48時間以内の予定しない再手術の有無

Re_Op_48_Unknown
　種類　　　カテゴリー変数
　カテゴリー　1：不明。不明でない場合は空欄
　説明　　　初回手術終了後48時間以内の予定しない手術の有無が不明または部位が不明

〈入退院情報〉

Admission_YYYY
　種類　　　離散値
　単位　　　年
　値域　　　2004以上
　説明　　　入院日の年

Admission_MM
　種類　　　離散値
　単位　　　月
　値域　　　1-12
　説明　　　入院日の月

Admission_DD
　種類　　　離散値
　単位　　　日

値域　　　　1-31
説明　　　　入院日の日

Admission_Estimate
種類　　　　カテゴリー変数
カテゴリー　7777：入院日は推定。推定でなければ空欄
説明　　　　入院日が推定値かそうでないかを示す。

Admission_Unknown
種類　　　　カテゴリー変数
カテゴリー　9999：入院日が不明。そうでなければ空欄
説明　　　　入院日が不明かどうかを示す。

WardTypeID
WardType
種類　　　　カテゴリー変数
カテゴリー　101：未入力；102：救命救急センター（ICU）；103：一般病棟入院；104：救急室または手術室にて死亡；105：他；106：不明
説明　　　　初期治療後入院病棟

Dept_ID
Dept
種類　　　　カテゴリー変数
カテゴリー　101：未入力；102：救急科（救急専従医）；103：外科；104：脳外科；105：整形外科；106：形成外科；107：他；108：不明
説明　　　　初期治療後入院科

Emergency_discharge_date_YYYY
種類　　　　離散値
単位　　　　年
値域　　　　2004以上
説明　　　　救急部門退出日の年

Emergency_discharge_date_MM
種類　　　　離散値
単位　　　　月
値域　　　　1-12
説明　　　　救急部門退出日の月

Emergency_discharge_date_DD
種類　　　　離散値
単位　　　　日
値域　　　　1-31
説明　　　　救急部門退出日の日

Emergency_discharge_date_Estimate
種類　　　　カテゴリー変数
カテゴリー　7777：救急部門退出日は推定。推定でなければ空欄
説明　　　　救急部門退出日が推定値かそうでないかを示す。

Emergency_discharge_date_Unknown
種類　　　　カテゴリー変数
カテゴリー　9999：救急部門退出日が不明。そうでなければ空欄
説明　　　　救急部門退出日が不明かどうかを示す。

Discharged_YYYY
種類　　　　離散値
単位　　　　年
値域　　　　2004以上
説明　　　　退院日の年

Discharged_MM
種類　　　　離散値
単位　　　　月
値域　　　　1-12
説明　　　　退院日の月

Discharged_DD
種類　　　　離散値
単位　　　　日
値域　　　　1-31
説明　　　　退院日の日

Discharged_Estimate
種類　　　　カテゴリー変数
カテゴリー　7777：退院日は推定。推定でなければ空欄

| 説明 | 退院日が推定値かそうでないかを示す。 |

Discharged_Unknown
種類	カテゴリー変数
カテゴリー	9999：退院日が不明。そうでなければ空欄
説明	退院日が不明かどうかを示す。

Place_after_dischargeID
Place_after_discharge
種類	カテゴリー変数
カテゴリー	101：未入力；102：自宅；103：他医療機関；104：死亡；888：他；999：不明
説明	退院後転出先とその識別子

Death_YYYY
種類	離散値
単位	年
値域	2004以上
説明	死亡日時の年

Death_MM
種類	離散値
単位	月
値域	1-12
説明	死亡日時の月

Death_DD
種類	離散値
単位	日
値域	1-31
説明	死亡日時の日

Death_HH
種類	離散値
単位	時
値域	0-23
説明	死亡日時の時

Death_MI
種類	離散値
単位	分
値域	0-59
説明	死亡日時の分

Death_Estimate
種類	カテゴリー変数
カテゴリー	7777：死亡日時は推定。推定でなければ空欄
説明	死亡日時が推定値かそうでないかを示す。

Death_Unknown
種類	カテゴリー変数
カテゴリー	9999：死亡日時が不明。そうでなければ空欄
説明	死亡日時が不明かどうかを示す。

DataComplete
種類	カテゴリー変数
カテゴリー	Yes, No
説明	必要なデータが入力されたかどうかを示す。

InstituteID
種類	カテゴリー変数
カテゴリー	-
説明	各登録施設に割り当てられた固有の番号。

PrefectureID
種類	カテゴリー変数
カテゴリー	-
説明	各登録施設がある都道府県に割り当てられた固有の番号。

〈診断名と重症度〉

ISS
種類	離散値
単位	なし
値域	75以下の正数
説明	Injury Severity Score

cGCS
| 種類 | 順序値 |

Appendix

値域 0-4
説明 Revised Trauma Score（RTS）計算時のGlasgow Coma Scaleの重み

cBP
種類 順序値
値域 0-4
説明 Revised Trauma Score（RTS）計算時の収縮期血圧の重み

cRR
種類 順序値
値域 0-4
説明 Revised Trauma Score（RTS）計算時の呼吸数の重み

RTS
種類 連続値
単位 なし
値域 0以上の実数
説明 Revised Trauma Score

cAge
種類 順序値
値域 0-1
説明 TRISS法による予測生存率計算時の年齢の重み

TRISS Ps
種類 連続値
単位 なし
値域 1未満の正数
説明 MTOS由来の係数を用いたTRISS法による予測生存率

MAXAISScoreinBodyRegion1-9
種類 カテゴリー変数
カテゴリー AIS辞書を参照
説明 AISの9つの身体区分における最大重症度

Admission_DATE
種類 離散値
単位 -
値域 -
説明 入院日

Emergency_discharge_DATE
種類 離散値
単位 -
値域 -
説明 救急部門退出日

Discharge_DATE
種類 離散値
単位 -
値域 -
説明 退院日

survival
種類 カテゴリー変数
カテゴリー 0：死亡；1：生存；空欄：未入力または不明
説明 転帰

〈受傷機転〉

SituationMajorID
SituationMajor
種類 カテゴリー変数
カテゴリー データ辞書を参照
説明 受傷機転

SituationMinorID
SituationMinor
種類 カテゴリー変数
カテゴリー データ辞書を参照

NumOfSituation
種類 離散値
単位 -
値域 0以上
説明 当該症例に登録されている受傷機転（situation）の数

Audit filters
FilterBP
　種類　　　カテゴリー変数
　カテゴリー　1：Audit Filter 1の条件を満たす不適切なデータ
　説明　　　Audit Filter 1：病院到着時の拡張期血圧が収縮期血圧より高い

FilterInvalidER
　種類　　　カテゴリー変数
　カテゴリー　1：Audit Filter 6の条件を満たす不適切なデータ
　説明　　　Audit Filter 6：ED退出日が入院日より未来になっている

FilterInvalidDischarge
　種類　　　カテゴリー変数
　カテゴリー　1：Audit Filter 7の条件を満たす不適切なデータ
　説明　　　Audit Filter 7：病院退院日が入院日より未来になっている

FilterInvalidDeath
　種類　　　カテゴリー変数
　カテゴリー　1：Audit Filter 5の条件を満たす不適切なデータ
　説明　　　Audit Filter 5：死亡日が入院日より未来になっている

FilterInvalidBlunt
　種類　　　カテゴリー変数
　カテゴリー　1：Audit Filter 2の条件を満たす不適切なデータ
　説明　　　Audit Filter 2：typeOfTrauma が鈍的損傷なのに，situationMajor が鈍的損傷でない

FilterInvalidPenetrating
　種類　　　カテゴリー変数
　カテゴリー　1：Audit Filter 3の条件を満たす不適切なデータ
　説明　　　Audit Filter 3：typeOfTrauma が鋭的損傷なのに，situationMajor が鋭的損傷でない

FilterInvalidBurn
　種類　　　カテゴリー変数
　カテゴリー　1：Audit Filter 4の条件を満たす不適切なデータ
　説明　　　Audit Filter 4：typeOfTrauma が熱傷なのに，situationMajor が熱傷でない

各正規化ファイルの説明
〈共通項目〉
sid
　種類　　　カテゴリー変数
　カテゴリー　-
　説明　　　各症例に割り当てられた固有の番号。sidは各症例のJTDBデータベース内での識別子である。各データファイルの同じsidは同じ症例のデータであることを示す。
　その他　　システムが付加

Situation**-**.xlsx
〈受傷機転〉
SituationMajorID
SituationMajor
　種類　　　カテゴリー変数
　カテゴリー　データ辞書を参照
　説明　　　受傷機転

SituationMinorID
SituationMinor
　種類　　　カテゴリー変数
　カテゴリー　データ辞書を参照

説明　　　　受傷機転

AIS**-**.xlsx

〈AISコード〉

AIS_Code
- 種類　　　　カテゴリー変数
- カテゴリー　AIS辞書を参照
- 説明　　　　Abbreviated Injury Scale 90 update 98のコード，重症度，外傷の日本語表記データ数が多数有るため，複数のワークシートに分かれている

PastHistory**-**.xlsx

〈既往歴〉

PastHistory_MajorID
PastHistory_MajorName
- 種類　　　　カテゴリー変数
- カテゴリー　データ辞書を参照
- 説明　　　　既往症

PastHistory_MinorID
PastHistory_MinorName
- 種類　　　　カテゴリー変数
- カテゴリー　データ辞書を参照
- 説明　　　　既往症

Emergency**-**.xlsx

〈緊急救命処置〉

EmergencyProcedure_MajorID
EmergencyProcedure_MajorName
- 種類　　　　カテゴリー変数
- カテゴリー　データ辞書を参照
- 説明　　　　実施した緊急救命処置の種類

EmergencyProcedure_MinorID
EmergencyProcedure_MinorName
- 種類　　　　カテゴリー変数
- カテゴリー　データ辞書を参照
- 説明　　　　実施した緊急救命処置の種類

Operation**-**.xlsx

〈手術内容〉

Operation_MajorID
Operation_MajorName
- 種類　　　　カテゴリー変数
- カテゴリー　データ辞書を参照
- 説明　　　　初回手術の手術内容

Operation_MinorID
Operation_MinorName
- 種類　　　　カテゴリー変数
- カテゴリー　データ辞書を参照
- 説明　　　　初回手術の手術内容

OperationIndication**-**.xlsx

〈手術適応〉

OperationIndication_MajorID
OperationIndication_MajorName
- 種類　　　　カテゴリー変数
- カテゴリー　データ辞書を参照
- 説明　　　　初回手術の手術適応

OperationIndication_MinorID
OperationIndication_MinorName
- 種類　　　　カテゴリー変数
- カテゴリー　データ辞書を参照
- 説明　　　　初回手術の手術適応

Appendix 5
1998年度日本外傷学会第5回理事会（1999年3月20日）議事録

日　時：1999年3月20日（土）　12時00分〜14時30分
場　所：東京　湯島ガーデンパレス　橘の間
出席者：大和田隆，岡田芳明，加来信雄，小林国男，島崎修次，鈴木　忠，前川和彦，茂木正寿，山本保博，吉岡敏治，長谷部正晴（以上理事），藤井千穂（監事）
議　題：
　　　　議事録署名人として鈴木　忠，前川和彦理事が指名された。
1．会員報告
　1）会員数，会費納入状況が報告された。
　2）新入会希望者8名全員の入会が承認された。
　3）2年連続会費滞納により今年度末で自動退会となる108名の会員のうちactiveな会員に対し，事務局，各理事から電話等で直接連絡をとり，退会意思の確認を行うことが了解された。また海外留学中の会員については，会費滞納によりいったん退会処分となっても，帰国後滞納分の会費を納めることによって会員歴が中断されない措置を講ずることで意見の一致をみた。なお事務局より，最近の数年間は2年連続会費滞納者は自動的に退会処分となっていたこと，今回も会費滞納者に対し自動退会処分の警告を再三行ってきたこと，が報告された。
2．1998年度仮決算報告
　　事務局より1999年2月28日現在の仮決算，年度末見込決算が報告され了承された。
3．1999年度予算案審議
　　事務局案に対し若干の修正が加えられた。来年度は用語集の発行に伴い1,060,000円の赤字予算となることが了承された。
4．各種委員会にかかわる検討，報告事項
　1）評議員選考委員会：加来信雄委員長より，合計6名の応募があり，これまでの基準に準拠して審査した結果，横山利光，杉山貢，寺井親則，中島康雄の4氏が評議員の条件を満たすことが報告され，承認された。
　2）用語委員会：島崎修次委員長より以下の報告があった。1998年度に4回の委員会を行い完成した。製本して会員に配布する。方法は第13回の本学会参加者にはなるべく会場で配布し，それ以外は郵送とする。
　3）外傷研修システム検討委員会：小林国男委員長よりATLSのシステムの導入はさまざまな観点からむりではないかとの意見があった。しかし山本保博委員の情報によると実際の登録料は安いとの説もあり，その情報の確認を急ぐなど引き続き検討することで意見の一致をみた。
　4）Trauma Registry検討委員会：前川和彦委員長より，4名の委員の人選と活動方針が報告された。概要は以下のとおり。
　　　Trauma Registry検討委員会
　　　　委員長　前川和彦（東大救急医学）
　　　　委員　　小関一英（川口市立医療センター救命救急センター）
　　　　　　　　藤田　尚（板橋中央病院）
　　　　　　　　坂本哲也（公立昭和病院救命救急センター）
　　　　　　　　森村尚登（横浜市大救命救急センター）

　　　活動方針
　　　　1．文献検索による既存のTrauma Registryの検討
　　　　2．アメリカ外科学会のTrauma Registry導入の検討
　　　　3．日本の事情に即したTrauma Registryの検討
　　　　4．損保協会，厚生省の研究費申請
　　　　5．日本のTrauma Registryの完成

と実践
　5）その他の委員会：特別になし
5．第13回日本外傷学会準備状況について
　山本保博会長より，理事会，評議員会の会場がホテルニューオータニであることを留意してほしいとの要望があった。また，今回から演者の変更については事務局ではなく会長側で受付け，処理することになった。
6．第14回日本外傷学会準備状況について
　大和田隆会長より，会期は2000年5月25日，26日，会場は新横浜プリンスホテルを予定しているとの報告があった。しかし会期が熱傷学会と重なる可能性があり，その場合には両学会会長の間で日程の調整を行うことが要望された。
7．第15回日本外傷学会会長候補について
　島崎修次理事より辺見　弘前理事を会長候補にとの推薦があり，満場一致で了承された。

8．名誉会員推薦の件
　金子正光前理事が満場一致で推薦された。この席上，理事会申し合せ事項となっている名誉会員推薦の基準に関して意見の交換があった。原則として会長経験者が妥当であろうとする意見が多かったが，明確な基準は設けられなかった。
9．その他
　事務局より定例理事会の回数に関する提案があった。内容は，原則として学会前日，秋，3月の年3回とし，理事および監事の改選があった場合は学会終了後の1回を加えて年4回とするというものであり，承認された。

　　　　　　　　　　　　　　　　以上

　　　議事録署名人　鈴木　忠　　㊞
　　　　　　　　　　前川和彦　　㊞

Appendix 6
日本外傷学会トラウマレジストリー検討委員会 歴代委員　名簿

●平成12年度

理事・初代委員長	前川　和彦
委員	小関　一英
	坂本　哲也
	藤田　尚
	森村　尚登

●平成13・14年度

委員長	小関　一英
担当理事	前川　和彦
委員	坂本　哲也
	藤田　尚
	益子　邦洋
	森村　尚登
	横田順一朗

●平成15年度

委員長	小関　一英
担当理事	前川　和彦
委員	齋藤　大蔵
	坂本　哲也
	東平日出夫
	藤田　尚
	益子　邦洋
	森村　尚登
	横田順一朗

●平成16・17・18年度

委員長	小関　一英
担当理事	横田順一朗
委員	小野寺謙吾
	齋藤　大蔵
	坂本　哲也
	東平日出夫
	藤田　尚
	益子　邦洋
	三宅　康史

●平成19年度

委員長	齋藤　大蔵
担当理事	横田順一朗
委員	木村　昭夫
	坂本　哲也
	阪本雄一郎
	東平日出夫
	藤田　尚
	増野　智彦
	三宅　康史

●平成20・21年度

委員長	齋藤　大蔵
担当理事	益子　邦洋
委員	織田　順
	木村　昭夫
	坂本　哲也
	阪本雄一郎
	東平日出夫
	藤田　尚
	増野　智彦
	三宅　康史
	横田順一朗

●平成22年度

委員長	齋藤　大蔵
担当理事	木村　昭夫
委員	織田　順
	坂本　哲也
	阪本雄一郎
	東平日出夫
	藤田　尚
	増野　智彦
	三宅　康史
	横田順一朗

Appendix

●平成23年度

委員長	齋藤　大蔵
担当理事	木村　昭夫
委員	織田　順
	坂本　哲也
	阪本雄一郎
	東平日出夫
	中原　慎二
	藤田　尚
	増野　智彦
	三宅　康史
	森村　尚登
	横田順一朗

●平成24年度〜25年度5月現在

委員長	坂本　哲也（帝京大学医学部　救急医学講座）
担当理事	木村　昭夫（国立国際医療研究センター病院　救急科）
委員	上野　正人（大阪府泉州救命救急センター）
	内田　靖之（帝京大学医学部　救急医学講座）
	織田　順（東京医科大学　救急医学講座）
	齋藤　大蔵（防衛医科大学校　防衛医学研究センター外傷研究部門）
	阪本雄一郎（佐賀大学医学部　救急医学講座）
	田中　啓司（昭和大学医学部　救急医学講座）
	東平日出夫（The University of Western Australia）
	中原　慎二（神奈川県立保健福祉大学　保健福祉学部）
	増野　智彦（日本医科大学付属病院　高度救命救急センター）
	横田順一朗（市立堺病院）

日本外傷診療研究機構における
日本外傷データバンクの今後の展望

　最後に今後，特定非営利活動法人日本外傷診療研究機構（Japan Trauma Care and Reserch：JTCR）は，日本外傷データバンク（Japan Trauma Data Bank：JTDB）のさらなる発展のためにどのような活動をする必要があるかについて，私見も交え述べさせていただく。

　第一に，東平が指摘しているように，JTDBデータでは転帰の欠損率が28.2%と非常に高く，JTCRは，JTDBデータのマネージメント機能を強化していく必要がある。この欠損率は，米国National Trauma Data Bank（NTDB）の転帰の欠損率が0.5%であるのと比べて際だって高く，JTDBデータを用いた解析結果には選択バイアスがあるといわれても，まともな反論がしにくい状態にある。当然，解析結果の信憑性も下がり，相当のインパクトファクターがある英文雑誌に論文を通すのも難しくなる。NTDBでは27の項目についてデータの整合性，欠損値の有無を検査し，不完全なデータがあるとユーザーにその情報を還元しているそうだが，そういった機能をJTCRが備えるか，少々お金がかかるが外部に事業委託することを真剣に考える段階に来ている。しかし，JTCRが，JTDBの参加施設に対して重要項目の欠損値のある患者データの報告とデータ追加・修正依頼を毎年行っただけでは，やらないよりはましではあるものの，東平が指摘するように，十分な効果が得られない可能性が高い。

　今後，各施設のデータ登録責任者を明確にしてもらい，登録施設に対する欠損値の報告を確実にし，年に数回行って繰り返し修正を促し，欠損値が多い施設に対して個別にデータ修正を依頼することなどを継続して行う必要性を考えると，多少の予算はかかるが，JTCRからデータマネージメントの専門機関に業務を委託することも視野に入れるべきと考える。また，臨床家以外の人員（たとえば医療事務補助員など）を確保するため，データ登録者養成の初歩的な講習会をAISコーディングコースとは別に開催することも必要かもしれない。

　JTDBのデータ入力環境の刷新も望まれる。齋藤は，財政的な大きな問題があるものの，近い将来，米国にあるサーバーを日本に移す方向で検討したいと述べている。その際には現在の多すぎる入力項目を整理し，より合理的なものにするとともに，転帰などの重要項目で入力漏れがなくなるようなアラーム機能等を付与することも考慮する必要がある。

　一方，多くの英語圏の国々ではAIS2005 update 2008への移行が完了しているが，わが国においては2013年5月の時点では，米国自動車医学振興協会（Association for the Advancement of Automotive Medicine：AAAM）との版権の問題などでAIS2005 update 2008への対応が頓挫している。JTCRとしても早くこの問題を解決し，AISコーディングコースを改定したいと考えている。当然，それに伴うデータ入力環境の改定も不可欠となる。

　次に，三宅が指摘しているように，JTDBデータを医療以外の分野との連携を通じて広く社会のために活用を図る必要があろう。特に，一般財団法人日本自動車研究所（Japan Automobile Research Institute：JARI），公益財団法人交通事故総合分析センター（Institute for Traffic Accident Research and Data Analysis：ITARDA）との連携は重要であり，日本外傷学会ならびに日本救急医学会の監督・指導のもと，実務はJTCRが担っていくことになっている。

　また一方で，JTCRは，国内外の他の外傷データベースとの連携を進めていくことにも実務上の関与をしていかなければならないと思われる。

　JTDBデータの利用促進を図ることも，JTCRの重要な任務の1つと考える。青木は，「データハンティング＆マイニング」「データカルティベイティング＆クッキング」の重要性を唱えたが，外傷診療の現場で日々働いている医師が，このような疫学的研究活動を臨床の合間に行うためには，いささ

かハードルが高いように感じている。よって，JTCRは，このハードルを下げる役割を担うべきであろう。現時点では筆者の個人的な抱負ではあるが，前述したことの方法論を，平易に1日程度で学習できるような講習会を開催して，JTDBのデータ登録に尽力している若手研究者の方々に，均てん化していきたい。

一般社団法人日本外傷学会トラウマレジストリー検討委員会
担当理事　木村　昭夫
（国立国際医療研究センター病院　救急科）

索引

A

AAAM 4, 31, 68, 93
AAST 4
Abbreviated Injury Scale → AIS
ACS-COT 5, 21, 48, 93
Advanced Trauma Life Support → ATLS
AIS 4, 6, 56, 68, 69, 71, 80, 86, 87, 93
AIS2005 update 2008 22, 35, 68
AIS90 update 98 4, 17, 22, 31, 71
AIS90 Update 98 日本語対訳版 31
American Association for the Surgery of Trauma → AAST
American College of Surgeons Committee on Trauma → ACS-COT
Annual Report 49
Association for the Advancement of Automotive Medicine → AAAM
ATLS 29
AIS コーディングコース 17, 22, 31
AIS コード 31, 86, 87, 93
AVPU スケール 81

B

benchmarking 99, 101

C

CDC 最大 43, 46
CHORD-J 29
CIREN 43
Crash Injury Research and Engineering Network → CIREN

D

Data Rich, but Information Poor → DRIP
DPC 70, 103
DRIP 9

E

EBM 2
E/F ファイル 103
e-MATCH 28
Emergency Medical Study Group for Quality → EMSQ 研究会
EMSQ 研究会 21, 23
evidence-based medicine → EBM

F

FAST 90
FCI 69
Focused Assessment with Sonography for trauma → FAST
Functional Capacity Index → FCI

G

GCS 4, 6
Glasgow Coma Scale → GCS
Golden Hour 91

H

Health Insurance Portability and Accountability Act → HIPAA 法
HEM-Net 90
HIPAA 法 29, 30, 48

I

ICD 52, 70
ICD-10 70
ICD injury severity score → ICISS
ICISS 54
Injury Severity Score → ISS
International Staistical Classification of Diseases and Related Health Problem → ICD
ISS 4, 6, 21, 22, 31, 68, 69, 71, 77, 78, 80, 95
ITARDA 43

J

JACVSD 16
Japan Adult Cardiovascular Surgery Database → JACVSD
Japan Advanced Trauma Evaluation and Care → JATEC
Japan Coma Scale → JCS
Japan Kidney Disease Registry → J-KDR
Japan Prehospital Trauma Evaluation and Care → JPTEC
Japan Renal Biopsy Registry → JRBR
Japan Trauma Care and Research → JTCR
Japan Trauma Data Bank → JTDB
JAPIA 44

145

索引

JARI　43
JATEC　29, 36, 89
JCS　96
J-KDR　14
JPTEC　36, 89
JRBR　14
JTCR　21, 29, 32
JTDB　3, 4, 5, 14, 16, 21, 22, 24, 29, 31, 36, 38, 43, 62, 76, 89, 107
J-TRISS　21, 78

L

Load & Go　93

M

Major Diagnostic Category　103
Major Trauma Outcome Study → MTOS
MDC コード　103
MTOS　93
multi-national trauma registry　56

N

National Clinical Database → NCD
National Sample Program　48
National Trauma Data Bank → NTDB
NCD　14
New ISS　79
NISS　56
NTDB　4, 5, 21, 43, 61, 62, 71, 89, 107, 110
NTDB-NSP　48
NTDB NSP RDS　49
NTDB-RDS　49

O

O/E 比　99
O/E Ratio　99
OIS　4, 6, 68
OLAP　21, 23
Organ Injury Scale → OIS
Orthopaedic Trauma Association → OTA
OTA　68

P

PDSA（Plan-Do-Study-Act）サイクル　8, 11
peer review　93
preventable trauma death → PTD
probability of survival → Ps
Ps　21, 41, 42, 71, 78, 93
PTD　5, 6, 21, 29, 71, 89, 99

R

randomized controlled trial → RCT
RCT　2
regional trauma registry　56, 61
Revised Trauma Score → RTS
Risk adjustment　99
ROOT Q for Trauma　24, 25
RTS　4, 6, 21, 78

S

Sepsis Registry　14
Site Visit　16, 17
SMR　78
standard mortality ratio → SMR

T

TQIP　65
Trauma Quality Improve Program　65
Trauma Symposium 2011　66
Trauma System　99, 101
TRISS 法　5, 6, 21, 48, 71, 76, 78, 80, 93

U

unexpected death　5, 71

あ

アンダートリアージ　96

い

医工連携　43, 45, 85
一般財団法人救急振興財団　93
一般財団法人日本自動車研究所　43
一般社団法人日本自動車部品工業会　44
医療・診療の質　8
医療の IT 化　2
院内外傷登録　56

え

疫学研究に関する倫理指針　29, 30
エビデンスレベル　2

お

オーバートリアージ　95

か

介入研究　2
開発途上国　51
解剖学的指標　4
科学的根拠に基づく医療　2
観察研究　2
患者登録制度　3
外傷サーベイランス　51，55，82
外傷サーベイランス・ガイドライン　51
外傷センター　37，89
外傷専門医制度　36，37
外傷登録　51
外傷登録ソフトウェア　61
外傷のシステム　99，101
外傷予防　51，52
解剖学的評価　93

き

記述研究　2
救急・救助の現況　20
救急搬送患者地域連携紹介加算　106
救命救急入院料　106

く

クリニカルインディケータ　16，17

け

警察庁事故統計　20
ケースシリーズ　2

こ

公益財団法人交通事故総合分析センター　43
高エネルギー事故　93，97

厚生労働省人口動態統計　20
構造（structure），過程（process），結果（outcome）　8
交通外傷　51
交通事故　20，43，76，85
コード選択の一貫性　35
コホート研究　2

し

事故類型　93
システマティックレビュー　2
質指標　8
疾病及び関連保険問題の国際統計分類　52，70
疾病，傷害及び死因の統計分類　70
重症度3分類　82
主要診断群　103
症例対照研究　2
症例報告　2
腎臓病総合レジストリー　14
診断群分類包括評価　70，103
診療実績指標　8
診療情報管理士　5，32
診療の質　51，80，103
診療報酬　37

せ

生検症例登録　14
生存予測ロジスティック回帰式　78
生理学的指標　4
生理学的評価　93
セミパラメトリック法　2
洗浄データ　38
選択バイアス　108
専門医研修施設　36

た

多国間外傷登録　56

ち

地域外傷登録　56，61

て

データクッキング　12
データ欠損　108
データ登録者　109
データの質　107
データマイニング　12
デルタV　43，46

と

東京消防庁救急部　93
頭部外傷データバンク　14
道路交通法改正　86
ドクターカー　89
ドクターヘリ　76，89，91
特定非営利活動法人（NPO）ヘルスサービスR&Dセンター　29
トラウマレジストリー　21，23，90

に

日本外傷学会専門医制度規則・細則　36
日本外傷学会臓器損傷分類　4，6
日本外傷診療研究機構　21，29，30，32
日本外傷データバンク　3，4，14，21，24，29，31，36，38，43，62，76，89，107
日本外傷データバンク年次報告　38，42

147

索引

日本交通科学協議会　43
日本成人心臓血管外科手術データベース　14
日本版 TRISS　21, 78
認定 NPO 法人救急ヘリ病院ネットワーク　90

ね

熱傷レジストリー　14
熱中症レジストリー　14

ひ

非ランダム化比較試験　2

ふ

防ぎえた外傷死　5, 21, 29, 71, 89, 99
分析疫学的研究　2

へ

米国外傷外科学会　4
米国外科学会外傷委員会　5, 21, 48, 93
米国自動車医学振興協会　4, 31, 68, 93
米国における医療保険の相互運用性と説明責任に関する法律　48
ベンチマーキング　99, 101

ほ

剖検　35

ま

マッチング解析　87

め

メタアナリシス　2

よ

予後予測　80, 103
予後予測式　107, 110
予測生存率　5, 21, 48, 76, 78, 93
予測生存率積　86, 87

ら

ランダム化比較試験　2

り

リスク調整　80, 99
臨床指標　8

れ

レジストラー　31, 35
レジストリー　3
レジストリー制度　14

> JCOPY 〈(社)出版者著作権管理機構 委託出版物〉
>
> 本書の無断複写は著作権法上での例外を除き禁じられています。
> 複写される場合は，そのつど事前に，下記の許諾を得てください。
> (社)出版者著作権管理機構
> TEL. 03-3513-6969　FAX. 03-3513-6979　e-mail：info@jcopy.or.jp

外傷登録
日本外傷データバンク―外傷診療の標準化と質向上のために

定価(本体価格 6,000 円＋税)

2013 年 10 月 20 日　第 1 版第 1 刷発行

編　集／一般社団法人日本外傷学会
　　　　トラウマレジストリー検討委員会
発行者／岩井　壽夫
発行所／株式会社　へるす出版
　　　　〒164-0001　東京都中野区中野 2-2-3
　　　　電話　03-3384-8035〈販売〉　03-3384-8177〈編集〉
　　　　振替　00180-7-175971
　　　　http://www.herusu-shuppan.co.jp
印刷所／三松堂印刷株式会社

©2013 Printed in Japan　　　　　　　　　　　　〈検印省略〉
乱丁，落丁の際はお取り替えいたします。
ISBN978-4-89269-818-7

■ 付録：Root Q for Trauma セットアップアプリケーション

　Root Q for Trauma（Registry system Over Organizations Toward Quality improvement）は、日本外傷データバンク（JTDB）へ症例登録をするためのソフトウェアです。ローカルのパソコンで登録したデータは、オンライン時に任意のタイミングでJTDBとのデータ同期が可能です。

添付 CD-ROM の内容

- Root Q for Trauma セットアップアプリケーション
- Root Q for Trauma インストールマニュアル（pdf）
- Root Q for Trauma 操作マニュアル（pdf）

インストール要件

ハードウエア要件

- ハードディスク空き容量5GB以上
- メモリ1GB以上
- 画面解像度1024×768以上

OS要件

- Microsoft Windows 7
- Microsoft Windows Vista
- Microsoft Windows XP SP1 以降
- Microsoft Windows 2008 Server R2
- Microsoft Windows 2008 Server
- Microsoft Windows 2003 Server

内容について

- 本製品に収録された内容は、改良のため、予告なしに変更することがあります。あらかじめご了承ください。
- 本製品に収録したプログラム等は著作権法上の保護を受けております。権利者からの事前の書面による許可を得ずプログラムの一部または全部について、無断で複製、配布、販売することは禁止されています。

ご使用上の注意

- パソコンを長時間使用すると、目の疲れや肩の痛みなど、身体にさまざまな症状がでることがあります。
- 1時間につき15分程度の休息時間をとることをお勧めします。
- 万一、症状が翌日まで残るなど体調がすぐれないときは、医師にご相談ください。
- 本CD-ROMの使用により使用マシンにどのような問題が生じても、弊社では一切の責任を負いかねますのでご了承ください。

開発・制作

特定非営利活動法人ヘルスサービスR＆Dセンター（CHORD-J）

〒108-0075　東京都港区港南2-16-4 品川グランドセントラルタワー4階
URL:http://www.chord-j.info/

■ 権利者

特定非営利活動法人日本外傷診療研究機構

〒164-0001　東京都中野区中野2-2-3　株式会社へるす出版事業部内
TEL：03-3384-6382　FAX：03-3380-8627　URL：http://www.jtcr-jatec.org/